U0338393

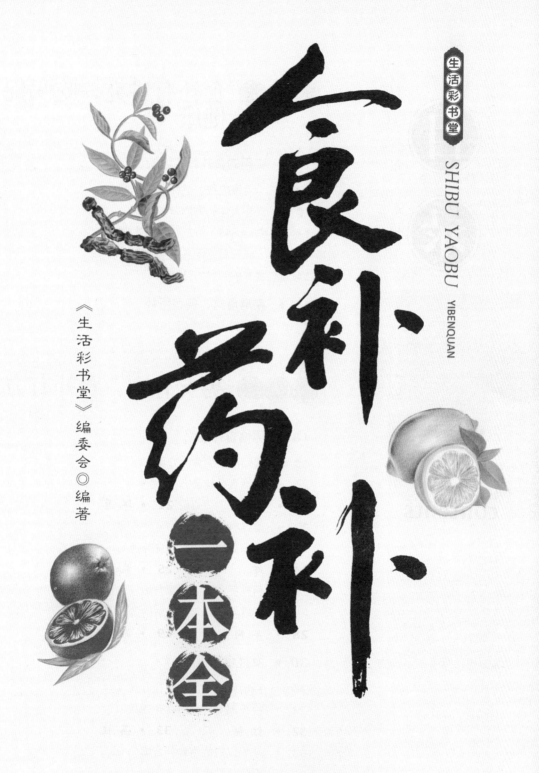

食补药补

SHIBU
YAOBU YIBENQUAN

生活彩书堂

《生活彩书堂》编委会◎编著

一本全

中国纺织出版社

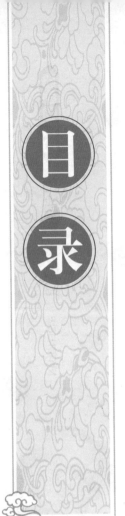

目录

contents

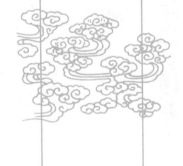

第一章 食补有讲究，吃喝促健康

第二章 男女有别，食补有方

第五章　天南地北，食补有侧重

第六章　中药补益的养生智慧

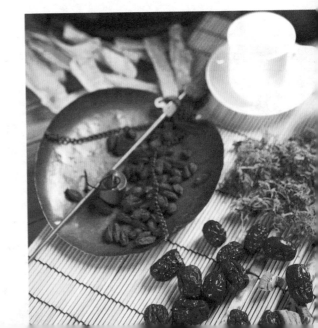

第七章 药补气血平衡阴阳

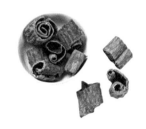

第八章 中药补脏腑

第九章 特殊体质的药补攻略

第十章 药食同源养生谈

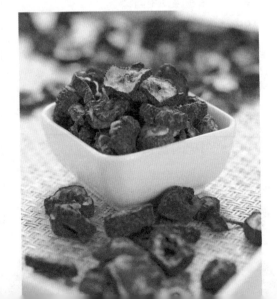

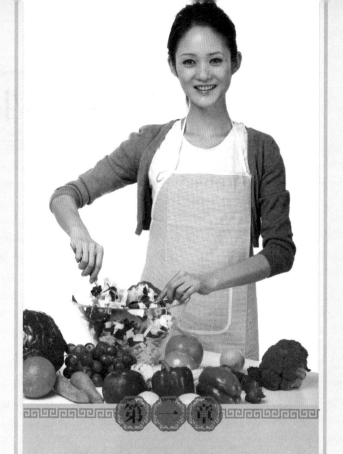

第一章

食补有讲究，吃喝促健康

食补，顾名思义就是通过摄入食物，达到强身健体的目的。通过合理地食补，不仅可以为人体提供必需的营养物质，调节和改善人体的生理功能，还能增强机体抗病能力，使人健康长寿。

实用的食补养生经验

《黄帝内经》教你饮食养生

《黄帝内经》是影响中医学的一部重要的医学经典，它不仅奠定了中医学的理论基础，对饮食养生也做了较为系统的论述。

首先，《黄帝内经》教给我们吃什么。《素问·脏气法时论》提出："五谷为养，五果为助，五畜为益，五菜为充，气味合而服之，以补精益气。""五谷"是指黍、秫、菽、麦、稻等谷物和豆类，作为养育人体之主食；"五果"指枣、李、杏、栗、桃等水果、坚果，有助养身和健身。"五畜"指牛、犬、羊、猪、鸡等禽畜肉食，对人体有补益作用，能增补五谷主食营养之不足。"五菜"则指葵、韭、薤、藿、葱等蔬菜。这个在两千年前提出的饮食搭配原则，到今天仍然是科学、完善的饮食结构，值得提倡。

其次，《黄帝内经》教给我们如何吃。《素问·生气通天论》中"食饮有节，谨和五味"就是讲如何吃的基本观点。第一，饮食要有节制。如果暴饮暴食会伤及脾胃。第二，饮食要注意温凉适中。《灵枢·师说》记载："食饮者，热无灼灼，寒无沧沧"，意思是说饮食的时候，不要过寒过热。第三，饮食要"谨和五味。"《黄帝内经》提出："是故谨和五味，骨正筋柔，气血以流……长有天命"。所谓"五味"是指酸、苦、甘、辛、咸，这五种类型的食物不仅是人类饮食的重要调味品，还可以促进食欲，帮助消化，是人体不可缺少的营养物质。

再次，《黄帝内经》教给我们什么要少吃，什么不要吃。如《灵枢·五味》说："肝病禁辛，心病禁咸，脾病禁酸，肾病禁甘，肺病禁苦。"对于普通人则应该注意平衡膳食，注意饮食成分的全面完整，过于偏向某种口味，也会导致疾病的发生。

食补人体必需的微量元素

微量元素与人体健康密切相关，人体所必需的微量元素有锌、铁、铜、锰、硒、镍、碘、钒、硅、氟、锶、钼、铬、钴、锡等。人体内的微量元素不能在体内合成，如因摄入不足或过量，平衡失调，就会产生疾病和生长发育不良。

人体健康的催化剂——镁

镁被称为人体健康的催化剂。专家认为，镁和钙一样，有助于骨骼成分的形成和调节心脏功能及血液循环，它还有利于肌肉组织的正常生长。人体缺镁的严重后果是肌肉痉挛、极度疲劳、身体虚弱、注意力分散、神经紧张、心跳过速和头晕目眩等。

人体可以从玉米、紫菜、牛奶、肉、小麦、土豆、巧克力、大豆、核桃、水果和蔬菜中摄取镁。

生命元素——钙

钙元素被称为"生命元素"。正常人含钙总量约1400克。钙能增加毛细血管的致密度，有抗过敏作用。钙可维持神经肌肉组织的正常兴奋性，当血钙低时，神经肌肉兴奋性增高，产生手足抽搐。钙还可作为镁中毒的解毒剂。钙盐可促进骨骼和牙齿的钙化形成。缺钙可导致儿童佝偻病，成人的骨质疏松以及软骨病。

食物中含钙较高的有海带、虾皮、银耳、鸡蛋黄、豆类、牛奶、菠菜等，常吃这些食物就可达补钙的目的。

生命的火花——锌

锌在人体内的含量以及每天所需的摄入量都很少，但对机体的性发育、性功能、生殖细胞的生成却能起到举足轻重的作用，故有"生命的火花"与"婚姻和谐素"之称。

锌元素主要存在于海产品、动物内脏中。

人体的造血元素——铁

铁是人体需要量最大的微量元素。成年人体内约含4～5克铁。铁还是红细胞内血红蛋白、肌肉内肌红蛋白、各种细胞内的氧化酶不可缺少的组成部分。

缺铁性贫血对人的一生各个阶段的身体功能都有损害，对人体所造成的伤害是多方面的。其中最严重的危害是影响幼儿和儿童的智力和体格发育，影响学习和认知能力的发展。

含铁多的食物包括动物的肝脏、瘦肉、鱼、动物血、蛋黄；植物中的黑木耳、大豆、小米、绿叶菜及海产中的海带、紫菜等。

● 黑木耳

其实，无论过量补充哪一种微量元素，均会引起毒副作用。即使每日补充不过量，如长期服用微量元素制品也会积少成多，从而损害人体健康。因此，补充微量元素一定要在有关专家和医生的指导下进行，千万不可滥用。

食补人体不可或缺的维生素

维生素是人体不可缺少的一种营养素，位列人类六大营养素之一，命名虽晚，但意义重大。绝大部分维生素是人类自身无法合成的，必须通过食物获取。膳食中维生素含量主要取决于食物的种类，但烹饪加工也是关键。合理、正确的烹饪加工不仅可以避免大量维生素的损失，也有助于人体的消化吸收。

食物中的维生素

目前已经发现的维生素中，除了维生素D、维生素K可在体内合成外，其余的维生素均需由食物供给。膳食中维生素主要来源于动物性食物和植物性食物。

◎ **维生素A**：维生素A的前体——β-胡萝卜素基本来源于植物性食物，如深色叶菜类、胡萝卜、木瓜、芒果、红心甘薯、柑橘等。

◎ **B族维生素**：这一组维生素包括8种必需营养素，下面介绍的这5种是通常最容易缺乏的。维生素B_1广泛存在于天然食物中，但最主要的来源是动物的心、肝、肾；还有肉类、豆类、花生和低蛋白的谷类如全麦、糙米中。维生素B_2主要存在于动物性食物，如奶类、蛋类、各种肉类、动物肝脏中，尤其是奶类中含量丰富；其

次是谷类、蔬菜和水果等，但含量较少。维生素B_3有烟酸和烟酰胺两种形式：烟酸以能够消除多余的胆固醇而闻名，植物性食物中存在的主要是烟酸；动物性食物中以烟酰胺为主。叶酸目前被认为是孕期预防神经管畸形的必需营养素。富含叶酸的食物有猪肝、猪肾、鸡蛋、豌豆和菠菜等。

◎ **维生素C**：维生素C主要存在于水果和蔬菜中。蔬菜中，辣椒、茼蒿、苦瓜、豆角、菠菜、土豆、韭菜等含量丰富；水果中，酸枣、鲜枣、草莓、柑橘、柠檬等含量最多；在动物的内脏中也含有少量的维生素C。

◎ **维生素E**：维生素E只能在植物中合成，植物的叶子和其他绿色部分均含有维生素E。绿色植物中的维生素E含量高于黄色植物。

烹饪与维生素

维生素在烹饪过程中，从原料的洗涤、初加工到烹制成菜，食物中的各种维生素会因水浸、受热、氧化等原因而造成不同程度的损失，从而导致膳食的营养价值降低。所以在烹饪过程中应该尽量减少烹饪的步骤，从而减少维生素的丢失。

一日三餐吃喝养生法

《黄帝内经》中说："平旦人气

生，日中而阳气隆，日西阳气已虚，气门乃闭。"所以，中医学认为，人的起居应该做到"日出而作，日落而息"。人的饮食应一日三餐——早餐吃好，以应"人气生"；中餐吃饱，以应"阳气隆"；晚餐吃少，因为"阳气已虚，气门乃闭"。

中医学这种饮食起居法则无疑是科学的。白天，人们精力充沛，进行劳作，消耗能量，须及时补充足够的营养，才能保持机体平衡，否则营养匮乏，影响身体的健康。晚上人体处于相对静止状态，能量消耗少，进食也应当适当减少。

早餐吃好

早餐是一天里最重要的一顿饭，可使人精力充沛、精神焕发，对学习、工作效率也可提高。吃早餐的时间最好在7时后吃。早餐与中餐以间隔4～5小时为好。早餐对大脑的作用大于其他两餐，是"补脑的灵丹"。

专家认为，一顿好的早餐应以低脂肪食物为主，如瘦肉、瘦火腿、鲜水果或果汁。还可以喝一杯咖啡或茶，会使人一上午处于兴奋状态，思维敏捷、反应迅速。如果参加什么测试，就能很好地发挥。但咖啡切勿喝3杯以上。如果不吃早餐，易患胆结石、肥胖症、低血糖、胃肠疾病、动脉粥样硬化。

老年人的早餐最好食用营养丰富而又易消化的食物，尤其适合吃粥，粥生津养胃利于人体吸收。

午餐吃饱

午餐应吃饱，可多吃些富含蛋白质和脂肪的食物：如鱼类、肉类、蛋类以及新鲜蔬菜，使体内血糖继续维持在高水平，以保证下午的工作和学习。中午只吃稀饭不能满足营养需要，应配好副食，多吃些主食。中午吃红薯好，下午的日光照射正好可以促进钙的吸收。不会影响晚餐时其他食物中钙的摄入。

晚餐吃少

晚餐则以少而精为好，如果过多摄入蛋白质和脂肪，因睡眠时身体活动量降到最小，就会使过剩的营养转化为中性脂肪，贮于体内，天长日久，人体就会发胖，给健康带来一系列不良影响。

另外，晚饭若吃得太饱，对胃肠和大脑休息也都极为不利。俗话说："晚饭少一口，活到九十九"，其道理即在于此。

"人是铁，饭是钢，一顿不吃饿得慌"这句俗语，几乎每一个人都有体会。它说明吃饭对于人体的重要性，所以一日三餐，是一顿也不可马虎的。

食补的四种方法

在许多人的观念中，食补就是进食大鱼大肉等高蛋白、高热量的食物。其实，这只是食补的一种方法，中医进补注重因人而异，按照个人体质的不同，食补分为平补、清补、温补、峻补四种方法。

平补法适用于普通人保健。平补有两种含义，一种是指应用不热不寒、性质平和的食物进补。多数的粮食、水果、蔬菜及部分禽、蛋、肉、乳类食物，如粳米、玉米、扁豆、白菜、鹌鹑、猪肉、鹌鹑蛋、牛奶等，可选用；一种是指应用既能补气又能补血或既能补阳又能补阴的食物进补。如山药、蜂蜜、枸杞子等。

清补法适用于阴虚或火旺体质的人，也就是爱"上火"的人。阴虚之人用补而不滋腻伤胃，性质平和或偏寒凉的食物进补；火旺的人用泻实性食物祛除实证，如清胃热，通利二便，加强消化吸收，推陈致新，以泻中求补。清补多采用水果、蔬菜，常用萝卜、冬瓜、西瓜、小米、苹果、梨、黄花菜。

温补法适用于阳虚怕冷的人，如肢冷、畏寒、乏力、疲倦、小便清长而频等。温补是用温热性食物进行补益。如核桃仁、红枣、桂圆肉、猪肝、鸡肉、鳝鱼、海虾。

峻补法适用于气阳亏损严重的人。峻补是应用补益作用较强、显效较快的食物来达到急需补益的目的，有食疗的作用。常用的峻补食物有羊肉、甲鱼、鳟鱼、黄花鱼、巴鱼等。

养生课堂

从部位看食补

除了从身体内部反映营养不足外，身体某些部位的外部变化也能观察到营养的所需状态，从而需要增加相关食物以补救。

◎ **从头发看**：头发拔出无痛感，发丝易缠卷，说明缺乏维生素C和铁；而头发色泽变浅，变淡是维生素B_{12}偏低的信号。

◎ **从指甲看**：指甲上有白点，表示缺锌；指甲易断裂，是缺铁；指甲有横纹，则表示营养不良，严重缺乏蛋白质。

◎ **从唇部看**：唇部开裂、唇线模糊是唇病的先兆，说明缺乏维生素B_2及维生素C。

◎ **从口部看**：若发现口角发红、长期干裂而且口唇和舌头疼痛很可能是营养不足而患上口角炎，口角炎的成因多为缺乏铁质和维生素B_2造成。

家常食材，各有所补

补阳食材	补阳功效	补阳食谱
海参	补肾益精、养血润燥	党参海参粥
芥菜	温中补阳、宣肺豁痰、温中利气	猪肉丝炒芥菜
麻雀肉	壮阳益精	红烧麻雀
核桃仁	补肾固精、乌发润肌、润肠通便	核桃仁粥
韭菜	补肾壮阳、健脾暖胃	韭菜粥
虾	补肾壮阳、下乳汁、脱毒	青虾炒韭菜
鸡肉	和中补脾、滋补血液、补肾益精	当归炖母鸡
刀豆	温中下气、益肾补元	刀豆粥
黄牛肉	温补脾胃、益气养血、强壮筋骨、消肿利水	清炖牛肉
蜂王浆	益肝血、健脾气、补肾精	蜂乳水

补阴食材	补阴功效	补阴食谱
豆浆	滋阴润燥、补虚填髓	豆浆冰糖米粥
松子	润肺止咳、补肾益气、养血润肠、滑肠通便	松仁玉米
兔肉	滋阴润燥、补中益气、清热凉血	陈皮兔肉
鸭蛋	滋阴清热、生津益胃	鸭蛋银耳汤
香蕉	滋阴润肠、清热解毒、解酒毒、解铅毒	香蕉茶
梨	养阴生津、滋润肺胃、清热化痰	秋梨白藕汁
扁豆	健脾、和中、益气、化湿、消暑	扁豆粥

补气食材	补气功效	补气食谱
粳米	补中益气、健脾和胃	良姜粳米粥
山药	补益脾肺、固肾益精、滋养气阴	山药糕
羊肾	益气补虚、温中健胃	肉苁蓉炖羊肾
鹅肉	益气补虚、和胃止渴	鹅肉补中汤
鸽蛋	补益肾气、解毒消肿	冰糖蒸鸽蛋
红薯	补脾胃、益气力、宽肠胃	甘薯粥
香菇	益胃气、托痘疹	葱白香菇汤
土豆	和胃调中、健脾利湿、益气强身	酱焖小土豆
牛肉	补脾胃、益气血、强筋骨	茄汁煎牛肉
猪肚	补中益气、止渴消积	猪肚姜桂汤

补血食材	补血功效	补血食谱
黑豆	清热解毒、滋养健血、补虚乌发	黑豆枸杞子粥
菠菜	补血止血、利五脏、通血脉、止渴润肠、滋阴平肝、助消化	菠菜猪血汤
荔枝	补肝养血、健脾理气	荔枝扁豆汤
花生	补血止血、健脾和胃、润肺止咳	花生猪蹄汤
鳝鱼	补虚损、祛风湿、强筋骨	鳝鱼汤
红枣	补益脾胃、养血安神	红枣花生汤
桑葚	补血滋阴、生津止渴、润肠燥	桑葚蜂蜜汤
红糖	益气补血、健脾暖胃、缓中止痛、活血化瘀	红糖燕窝蜜枣汤

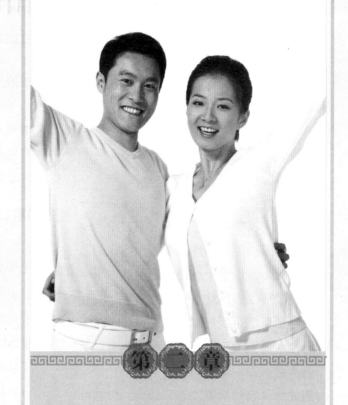

男女有别，食补有方

男性和女性由于生理结构的不同，决定其在生命过程中会经历不同的阶段；另一方面，男女所承担的社会责任也有所不同，男性压力要稍大于女性，所以在食补方面，男性与女性也应区别对待。

男性食补指南

戒烟期间的食补方案

现代社会，香烟是联络感情的中介，是"通行证"，是"介绍信"，甚至成了人与人交往中不可缺少的东西。工作之余、饭桌之上、茶室之间和同事朋友抽抽烟，聊聊天更被认为是很惬意的事情。殊不知香烟不仅对吸烟者本身的健康有很大的威胁，更影响了周围人的健康。研究表明，父母吸烟所产生的烟雾，是造成孩子渗出性中耳炎的重要原因。为了自己和他人的健康，烟民们，要戒烟了！说到戒烟，固然需要决心和毅力，但在戒烟期间搞好饮食调节，可助你戒烟一臂之力。

多食碱性蔬果为戒烟助力

科学研究发现，烟瘾与人体体液的酸碱度有关。健康人的体液偏碱性（pH值为7.35～7.45），而吸烟者为酸性体质（体液的pH值<7.35）。体液呈酸性时会加重烟瘾，呈碱性时则能减轻烟瘾。因此，多吃碱性食物能平衡体液的酸碱度而利于戒烟。因此，应多吃深绿色叶子类蔬菜，如菠菜、甜菜、芹菜等，因为这类蔬菜呈碱性。而应避免饮咖啡、茶、酒、醋、柑橘汁，也要少吃肥肉、油炸食物、面包和西红柿，因为这类饮料和食物呈酸性。

多喝水，排烟毒

戒烟要与尼古丁慢性中毒引起的烟瘾作斗争，刚开始戒烟的时候身体也会出现各种不适症状，在这个过程中应该多饮水，有助于体内的烟毒尽快代谢出体内。

戒烟期间饮水可以参照下面的方法：每天早晨提前30分钟起床，慢慢喝上一杯温水。每天保证喝水2000毫升，同时在三次就餐前后烟瘾易发作的时段，若感到腹中空空或有想吸烟的欲望时，就先慢慢地喝上一杯水，这会帮助消除空腹感，打消吸烟的念头。

此外，建议烟民常饮茶水，因为茶水中丰富的维生素和茶多酚能够代替尼古丁带来的兴奋。同时饮绿茶可使人消食解腻，振奋精神，增进食欲，消除疲劳，在一定程度上能够替代尼古丁带来的味觉刺激。

饮食清淡，忌食添加香料的食物

戒烟过程中，应切记不要吃辣椒、芥末、醋、西红柿酱、酸菜、甜腻食品和添加了香料的食品，并要控制盐的摄入量。因为上述食物极易刺激消化道神经，引起烟瘾，如果烟民长期习惯于吃添加香料的菜，还会潜移默化地增加烟瘾，使戒烟成为一件更加困难的事情。因此，清淡饮食对于戒烟者来说是十分必要的。

补充维生素C有助戒烟

法国研究者研究发现，适量服用维生素C可以有效抑制尼古丁依赖的吸烟欲望，甚至可以帮助他们逐渐戒除烟瘾。此外，维生素C有助于烟民戒烟还有另外一个原因：香烟中的尼古丁进入体后会对血管内壁形成毁坏，假如长期得不到尼古丁的刺激，就会出现血流不畅，头昏脑涨，严重者还会导致血管硬化。而维生素C能较好地软化血管，修复血管内壁破损，使血流更顺畅，防止血管硬化。

戒烟食疗妙方

糖渍白萝卜丝

将白萝卜切成细丝，挤去汁液，调入适量的白糖即成。吸烟者可在每天早晨吃1小盘糖渍白萝卜丝，再抽烟时就会感到烟一点儿味道都没有。

蜂蜜西瓜

将1个西瓜切成两半，用干净的勺子挖松其中的半个西瓜瓤（应一直挖到瓜皮），再将400克的蜂蜜倒入西瓜瓤中进行搅拌，然后放入烤箱内150℃烤2分钟后取出，待冷却后即可食用。可每天吃一汤勺，连续吃一个星期（或一直吃到戒烟成功为止）。此方可调节吸烟者体液的酸碱性，并可作为戒烟的辅助手段。

 养生课堂

- - - - - - - - - - - - - - - - - 戒烟妙招 - - - - - - - - - -

戒烟中药方

1.鱼腥草12克，地龙12克，远志15克，水煎服。若能坚持5天，烟瘾可逐渐消除，且会厌恶烟味，达到戒烟目的。

2.将甘草适量研末，水煎成膏，调入烟草中少许，吸1～2天后即不想吸烟。烟瘾大者，最多30天戒除烟习，且无毒副作用。

3.以丁香、肉桂、麸酸钠(味精)各1份制成膏药，敷贴于甜味穴(该穴在列缺与阳溪中点处)，并在敷贴前先按压两手合谷穴。取明显痛侧贴该甜味穴。

枇 杷

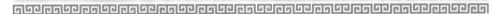

《本草纲目》说枇杷："止渴下气，利肺气，止吐逆，主上焦热，润五脏。"

食材解读

枇杷又名金丸、芦枝，是我国南方特有的珍稀水果。秋日养蕾，冬季开花，春来结子，夏初成熟，承四时之雨露，为"果中独备四时之气者"，被誉为"果中之皇"。枇杷全身都是宝，果、叶、花、根均有治疗疾病的功效。

养生功效

中医认为，枇杷有清肺、润燥、治咳、和胃、除逆之效，对戒烟有一定的帮助。枇杷叶可以清肺和胃、降气化痰，多用于夏季消暑。可治疗因风热燥火、劳伤虚损而引起的咳嗽、呕呃、饮食不下等症。枇杷花可治伤风感冒。

食用叮嘱

枇杷含有大量的果糖，糖尿病患者须谨慎食用为妙。

枇杷性凉，不宜多食。

枇杷养生食谱

鲜奶水果汤

材料 琼脂10克，鲜牛奶500毫升，西瓜、梨、木瓜、桃子、枇杷各适量。

调料 白糖适量。

做法 ① 琼脂剪断，洗净，放锅中，加清水300毫升、白糖少许，用小火慢熬至琼脂融化，起锅，倒入碗内，晾凉成冻。

② 锅内倒入鲜奶，加白糖，用小火慢熬至化，起锅晾凉。

③ 将西瓜、梨、木瓜去皮、子，洗净切薄片；桃子去皮、子，洗净切薄片；枇杷去皮、核，洗净撕成小块，将处理好的水果放入碗中。

④ 将鲜牛奶倒碗中，再用勺将琼脂冻一块块放入即可。

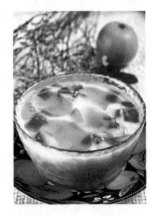

洋 葱

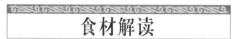

《本草纲目》说洋葱："化臭腐为神奇，调鼎俎，代酰酱，携之旅途，则炎风瘴雨不能加。"

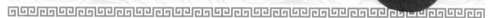

食材解读

洋葱虽带个"洋"字，而并非"引进品"，它是地道的"国产"，只不过在洋人的餐桌上更为多见一些罢了。洋葱有强烈的香气，自古就备受人们的重视。欧美国家誉之为"菜中皇后"。

养生功效

中医学认为，洋葱性平，味甘、辛、无毒，具有健胃消食、平肝、润肠、利尿、发汗的作用。

洋葱清肺功能十分显著，可促进烟毒排出，同时还具有降血脂的神奇功效。20世纪70年代初，有一位法国人将吃剩的洋葱给患有凝血病的一匹马吃了，不久发现马的凝血块消失，病也痊愈了。后来研究发现，葱头中含有一种洋葱精油，可降低高血脂病人的胆固醇，对改善动脉粥样硬化很有益处。洋葱中含有植物杀菌素如大蒜素等，因而有很强的杀菌能力。所以，嚼食生洋葱可以预防感冒。

食用叮嘱

洋葱一次不宜食用过多，易引起视物不清和发热；同时洋葱辛温，热病患者应慎食。另外，凡患有皮肤瘙痒性疾病或眼疾病症者应慎吃。

洋葱养生食谱

西红柿洋葱汤

材料 西红柿2个，洋葱半个，葱1根。

调料 高汤4碗，盐适量。

做法 洋葱去皮洗净切片；西红柿洗净对半切块；葱洗净切花。高汤、洋葱片、西红柿块下锅，煮开后改用小火煮30分钟，加盐调味，撒葱花。

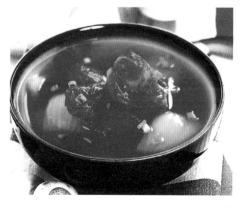

增强男性性功能的食补方案

一日三餐的饮食，对男性性功能强弱有着不可低估的影响。在日常生活中，为性功能不足而苦恼的男性，还是大有人在。若有意选择一些可以补充和增强性功能的食物，定会收到防患于未然及"亡羊补牢"的功效。

摄入充足的优质蛋白质

优质蛋白质的来源主要有禽、蛋、鱼、肉类等动物类蛋白及豆类蛋白，可提供产生精子所需的各种氨基酸。一些动物性食品本身就含有一些性激素，有利于提高性欲及精液、精子的生成。大豆食品，尤其是冻豆腐中含有的丰富的精氨酸是精子生成的重要氨基酸，具有提高性功能和消除疲劳的作用。

适量摄入脂肪，增加雄性激素

随着人们的健康意识的增强，大多数成年男子担心摄入脂肪和胆固醇会导致肥胖症、心脏病等，所以有不少人因为畏惧脂肪的心理而吃素，但从维护性功能角度看，应适当摄入脂肪。因为人体内的性激素主要是由脂肪中的胆固醇转化而来的，长期素食者会影响雄激素的分泌。另外，脂肪中含有一些精子生成所需的必需脂肪酸，如果缺乏，不仅影响精子的生成，而且可引起性欲下降。适量食用脂肪，还有助于维生素A、维生素E等脂溶性维生素的吸收。动物内脏中含有较多的胆固醇，还含有10%左右的肾上腺皮质激素和性激素，能促进精原细胞的分裂与成熟。因此，适量食用肝、肾、肠、肚、心等动物内脏类食物，有利于提高体内雄性激素水平，提高性功能，增强精液分泌量和促进生殖功能。

补充与性功能有关的维生素

维生素A和维生素E都有延缓衰老和延缓性功能衰退的作用，且对精子生成和提高精子的活力均具有良好的效果。禽蛋、乳制品、鱼、蟹、贝类、韭菜、芹菜、胡萝卜、南瓜、甜薯、干辣椒、西红柿中含有丰富的维生素A；谷胚、蛋黄、豆类、芝麻、花生、植物油、麦胚、麦片中含有维生素E。维生素C对性功能的维持也有积极的作用，含维生素C丰富的食物有枣、山楂、猕猴桃及各种蔬菜、水果等。

此外，维生素E和维生素C还是抗氧化剂，能减轻氧自由基对组织细胞和血管系统的损伤，有助于对各类疾病的预防和防治疾病复发，并且对于各种疾病造成的氧化损伤的修复也具有重要作用，并可以保护男人的组织器官。

适当补充微量元素

对于男人来说，微量元素具有特殊的意义。它们可以影响精液的质量，对男性的生育能力有较大的影响，而医生也常用补充微量元素的办法来治疗男性不育症，提高男性的生育能力。

对提高男性性功能有益的微量元素

◎ 锌。锌是人体必不可少的一种微量元素。它与新陈代谢、生长发育及其他多种生理功能的关系甚为密切，锌对精子的产生、数量及成活率有着重要的影响。精液和精子中，锌的含量浓度约为0.02％，缺锌可引起男子输精管萎缩，睾丸、附睾、前列腺发育迟缓，睾丸上皮细胞萎缩。因而有意识地多吃些含锌多的食物，对男性是有益的。在食品中，牡蛎含锌量最高，每100克含量高达100毫克，国外将之誉为"男子汉食品"。此外，牛肉、鸡肉、瘦猪肉、鸡肝、蛋类及花生等都富含锌，可适当多吃。

◎ 钙。富含钙的食物可刺激精子成熟。虾、蟹、鱼、乳类、蛋及豆制品都富含钙，对改善男子生殖能力有一定帮助。

◎ 硒。硒具有强大的抗氧化作用，谷胱甘肽过氧化物酶需要硒的协助才能够发挥其最大的功能。硒的缺乏可以使体内过氧化物浓度增加，造成机体的自我伤害，包括对男性生殖系统及睾丸的伤害。因此，适当补充一些硒也是有益的，还可以抵抗镉、铜和铅对睾丸的破坏。含硒量较高的食品包括黑米、黑豆等黑色食品。

◎ 碘。碘缺乏的男人，容易出现性功能障碍，精液质量也不佳，含碘盐可以补充人体对碘的需求。

远离破坏男性性功能的微量元素

铅是微量元素中对男性生殖功能影响最大的常见"杀手"；镉是有害的，即使少量接触也会对身体，尤其是对睾丸有毒害作用；铜、硼、铁、钼、钴、汞、银等元素过多，可以抑制精子的代谢过程。

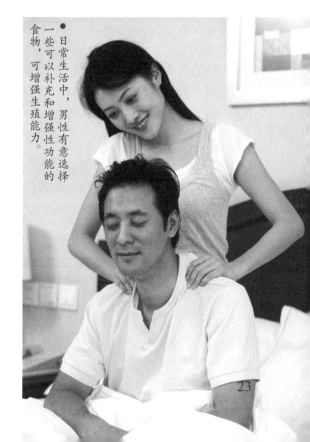

● 日常生活中，男性有意选择一些可以补充和增强性功能的食物，可增强生殖能力。

虾

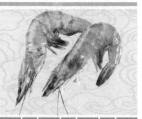

《本草纲目》说虾："虾味甘性温。作羹，下乳汁；法制，壮阳道；煮之，吐风痰。"

食材解读

虾，又名"长须公"、"虎头公"、"曲身小子"等，按出产来源不同，分为海水虾和淡水虾两种。虾的肉质肥嫩鲜美，食之既无鱼腥味，又没有骨刺，老幼皆宜，备受青睐。虾的吃法多种多样，可制成多种美味佳肴。

养生功效

虾的营养价值极高，能增强人体的免疫力和性功能，补肾壮阳，抗早衰。常吃鲜虾（炒、烧、炖皆可），温酒送服，可医治肾虚性阳痿、畏寒、体倦、腰膝酸痛等病症。虾中含有丰富的镁，对心脏活动具有重要的调节作用，能起到很好地保护心血管系统的作用。

食用叮嘱

虾为发物，凡有疮瘘宿疾者或在阴虚火旺时，不宜食虾。对虾过敏和皮肤出疹者忌用。

虾忌与某些水果同吃。虾含有比较丰富的蛋白质和钙等营养物质。如果把它们与含有鞣酸的水果，如葡萄、石榴、山楂、柿子等同食，不仅会降低蛋白质的营养价值，而且鞣酸和钙离子结合形成不溶性结合物刺激肠胃，引起人体不适，出现呕吐、头晕、恶心和腹痛腹泻等症状。海鲜与这些水果同吃至少应间隔2小时。

虾养生食谱

❀ 鲜虾汤

材料 鲜虾仁150克，苋菜、柳松菇各100克，大蒜5瓣。

调料 料酒1小匙，柴鱼精半小匙，盐、白胡椒粉各少许。

做法 ① 苋菜洗净切成段；柳松菇洗净切除根部备用。

② 用油爆蒜后加入料酒、水与柳松菇煮5分钟。

③ 放入苋菜段与其他调味料再煮2分钟，最后放入鲜虾仁煮熟后熄火即可食用。

韭 菜

《本草纲目》说韭菜："韭叶热，根温，功用相同，生则辛而散血，熟则甘而补中。"

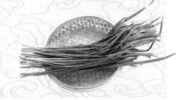

食材解读

春天的韭菜叶似翡翠，根如白玉，脆嫩鲜美，清香馥郁，是因为它经历了一个严冬的"养精蓄锐"，根和茎贮存了大量养分。自古就享有"春菜第一美食"的美称。韭菜是蔬菜中的佼佼者，深受人们喜爱。

营养成分

韭菜含有丰富的碳水化合物、植物蛋白质、脂肪、钙、磷、胡萝卜素、铁，以及维生素A、B族维生素、维生素C等营养物质和一些对人体大有裨益的植物性芳香挥发油。

养生功效

韭菜是娇嫩鲜美的起阳草，适用于肝肾阴虚、盗汗、遗尿、阳痿、遗精、梦遗等症。韭菜中的硫化物具有降血脂的作用，适用于治疗心脑血管病和高血压。韭菜中含有大量的膳食纤维，可增加肠胃蠕动，对便秘、结肠癌、痔疮等都有明显疗效。

食用叮嘱

由于韭菜含有大量膳食纤维，特别是老韭菜，所以胃肠道有病、消化功能较差，尤其是患有胃或十二指肠溃疡病的人，最好少吃或不吃韭菜。即使吃，也应选新鲜嫩韭菜为宜。

韭菜养生食谱

❋ 韭菜粥

材料 韭菜60克，粳米100克。

调料 盐少许。

做法 1 将韭菜择净后用清水洗干净，切细末，放入开水中汆烫，捞出备用。

2 将锅置火上，加入适量清水，将粳米熬煮成粥，待粥沸后，加入韭菜末，用盐调味即可。

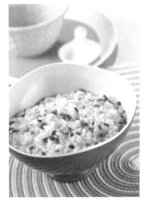

男性更年期的食补方案

男性也需"备战"更年期

更年期是人进入中年后的一种正常生理变化，并非女人的专利。

随着年龄的增长，男性身体和心理也会出现变化，产生与女性更年期部分类似的症状，例如性欲减低、勃起功能障碍、疲乏、精力不集中、记忆力减退、睡眠减少、对周围的事物提不起兴趣、工作能力下降。压力大、精神长期处于紧张状态的脑力劳动者，容易成为男性更年期早发的高危人群。

男性更年期主要出现三大系统的症状：神经和血管舒缩症状——潮热、阵汗、失眠；精神和情绪症状——焦虑、抑郁、记忆力下降、缺乏自信和活力；男性特征减退——体能和精力下降、腹型肥胖、性功能减退等。

男性更年期的"元凶"是男性体内睾酮水平随着年龄增长而下降。中医认为，更年期是因为人体肾气衰所致，科学合理的饮食安排不但可缓解更年期症状，更有利于更年期的轻松度过。

多吃增强性功能的食物

由于男性激素分泌减少，大部分男子进入更年期后会出现功能衰退，性欲减弱。许多人为此苦恼，并寻找治疗方法，以便延长性机能活动。在饮食方面，提倡多吃一些能够增强性腺功能的食物。一般当性腺功能改善后，就能够减轻男性更年期的各种症状。

能改善增强性腺功能的食物有：虾、羊肉、麻雀、羊肾、韭菜和核桃等。多食这类食物能有效改善并增强性功能，并可缓解夜尿频繁、失眠心慌等更年期症状。

食用豆制品远离骨质疏松

50岁左右的男性进入更年期后，随着雄性激素水平的下降，骨密度也会随之降低。此时，更容易发生骨折。奶类和豆类食品含有丰富的蛋白质和钙质，对恢复体力和预防骨质疏松大有益处。豆类及其制品，不仅含有大量植物性蛋白质，还是人体必需的微量元素的"仓库"。

为防止更年期发胖，奶类制品可选择脱脂奶，豆制品可选择豆腐或豆浆，避免选择含脂肪过多的油豆腐和豆腐脑等。

多食含碘和不饱和脂肪酸的海产品

男性更年期在体态方面表现为，全身肌肉不如年轻时那样发达强健，皮肤脂肪较前丰富，显得身圆体胖，体重明显增加，即所谓"发福"。产生这样的结果，一方面跟中年男性吃得多、动得少有很大关系，另一方面有可能是机体新陈代谢紊乱造成的。

甲状腺素的主要作用就是调节新陈代谢，而碘在体内主要参与甲状腺素合成。更年期的男性应多摄入一些富含碘和不饱和脂肪酸的海产品，如淡菜、海带、紫菜等。常食不但可以促进新陈代谢，有助于减肥，还能有效降血压和降血脂。

多吃改善神经系统和心血管功能的食物，戒烟限酒

男性更年期大多表现出精神、神经方面的症状，如烦躁易怒、失眠头痛、记忆力减退，容易紧张、倦怠、心血管功能不稳定。因此要多吃一些改善神经系统和心血管功能的食物，如羊心、猪心、山药、核桃仁、红枣、桂圆、桑葚。

另外，中年男性一般处于事业高峰期，忙于应酬，烟酒难免过量。而酒精和尼古丁会对中枢神经系统带来不良的影响。要少饮酒、少吸烟，最好不饮烈性酒、不吸烟。

平衡膳食

在日常饮食中，还要注意膳食的平衡，要适量吃些新鲜粗粮、薯类和豆类，并且要有丰富的新鲜蔬菜和水果，以防止各种维生素和微量元素的不足。

男性更年期除了要注意饮食调养外，还要注重心理调节。做到以静制动，保持心理的稳定，消除不必要的紧张。遇到令人头痛的事情产生不良情绪时，不要憋闷在心里而应想办法将其发泄出来。

 养生课堂

-------------------- 前列腺炎的"苹果疗法" --------------------

"苹果疗法"是目前国内外一种治疗慢性前列腺炎的常用方法，这是因为苹果中的锌能改善慢性前列腺炎患者缺锌的情况。国外通过一项实验研究发现，前列腺液中含有一定量的抗菌成分，这种抗菌物质是一种含锌蛋白，其主要成分是锌，其抗菌作用与青霉素相似。

与常用的含锌药物疗法相比，苹果比含锌高的药物更具疗效，且具有安全、易消化吸收并易为患者接受的特点。对于慢性前列腺炎患者来说，每天吃2～3个苹果，就可获得比较充足的锌元素，达到协同治疗前列腺炎、防止复发的目的。日常饮用苹果汁或食用果酱都可以。

羊 肉

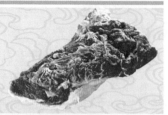

《本草纲目》说羊肉："暖中补虚，补中益气，开胃健力，益肾气。"

食材解读

秋风一起，羊肉可以说是餐桌上的宠儿。因为炎热的夏天过后，人们的胃口大增，秋冬恰是食补的节令。一家人围炉而坐，来一锅羊肉火锅，再喝一碗羊肉汤，不仅祛寒暖心，而且补益身体。更年期的男性尤其要多吃羊肉。

养生功效

中医认为，羊肉有益肾补虚养肝的作用，尤其适合老年人或者体虚的男人。可用于肾虚腰疼、阳痿精衰，形瘦怕冷等症的辅助食疗。相对猪肉而言，羊肉蛋白质含量较多，脂肪含量较少。此外，羊肉肉质细嫩，容易消化吸收，多吃羊肉有助于提高身体免疫力。

食用叮嘱

羊肉属大热之品，有牙痛、口舌生疮、咳吐黄痰等上火症状的人都不宜食用。

羊肉养生食谱

✿ 爆羊肉

材料 羊肉片300克，西葫芦100克，蒜末半小匙，红葱段适量。

调料 胡椒粉、盐各少许，白糖、鸡精各适量，香油、酱油、料酒各1大匙，白醋1小匙。

做法 1 羊肉片加酱油、胡椒粉、盐、料酒、色拉油腌一下，在油锅中滑炒后装盘；西葫芦洗净切片，用盐腌一下。

2 另起油锅烧热，倒入羊肉片、蒜末，用大火翻炒，放红葱段，再炒数下后加西葫芦片、白糖、鸡精、盐、香油、白醋，迅速炒匀即可。

贴士 做这道菜的关键是需要把握好放盐的最佳时间。

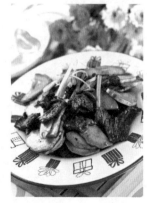

海带

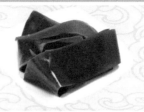

《本草纲目》说海带："催生，治妇人病，及疗风下水。治水病瘿瘤，功同海藻。"

食材解读

海带是海岸植物中个体较大、质柔味美、营养价值和经济价值较高的一种海藻。海带风味独特，食法很多，凉拌、荤炒、煨汤，无所不可。自古以来，豆腐配海带被认为是长生不老的妙药。

养生功效

调节血液酸碱度，改善男性性功能

海带属于碱性食物，富含碘、铁、钙等营养元素，可有效调节血液酸碱度，经常食用会增加人体对钙的吸收。专家认为，酸性体质是滋生各类疾病的温床，特别是处于更年期阶段的人，更易在此时患病，常吃海带则可降低疾病的发生率。另外，更年期的男性，性功能会受到影响，海带中的碘元素可改善男性性功能。

降血脂、降血压

男性更年期机体新陈代谢紊乱、体重增加，伴随血压血脂升高。现代药理研究证实海带中的膳食纤维具有良好的降血脂的作用，而其中的褐藻酸钾可以起到降血压的作用，海带岩藻糖胶可有效降低胆固醇含量。海带中的海带多糖是天然的抗癌药物，褐藻酸钠在人体内具有排铅作用。

食用叮嘱

脾胃虚寒者和患有甲亢者不宜多吃海带，吃海带后不要马上喝茶，不要立刻吃酸涩的水果。

海带养生食谱

❋ 海带绿豆粥

材料 绿豆、海带各30克，大米适量。

调料 无。

做法 1 海带用清水泡发洗净；大米淘洗干净，用清水浸泡30分钟；绿豆洗净，备用。

2 将泡发的海带切碎，备用。

3 将海带碎、大米、绿豆一同放入锅中，加入适量的清水煮至绿豆、大米熟烂成粥即可。

女性食补指南

经前期综合征的食补方案

约有3/4的女性月经来潮前1～2周会出现心情抑郁、烦躁易怒、神经过敏等情绪变化，有的还会有浮肿、腹泻、头痛、乳房胀痛等一系列身体不适，这就是"经前期综合征"在作怪。"经前期综合征"伴随月经定期"造访"，给许多女性带来痛苦和烦恼。营养学家发现，女性经前不适与营养素的缺乏有关，因此，合理的饮食调养，可帮助女性愉快地度过"特殊时期"。

中医对经前期综合征的认识

中医认为，该病与肝肾关系最为密切。肝主藏血，肾主藏精，精血互生；肝肾同源，肝主疏泄，肾司闭藏，一开一合，协调维持月经的按期藏泄。青春期先天肾气不足，近更年期肾气渐衰，劳倦过度导致肝肾功能失调等都容易造成经前不适。尤其育龄期女性，承受着生活和工作的双重压力，容易在月经周期中影响气机的通畅，进一步引起血液瘀滞，从而引发一系列的月经异常及其与之相关的月经前后诸多病症。

多吃主食抗抑郁

出现经前期综合征的最直接的原因，是体内有一种叫血清素的物质浓度降低了。血清素是一种负责神经传导的脑部化学物质，会把大脑内各种各样的信息传达到神经细胞。一旦它在体内浓度不够，人就会变得焦虑或忧愁。碳水化合物能够提高血清素的水平，因此有镇静和安慰神经的作用。日常生活中看似普通的大米、面等主食以及红薯、土豆等，碳水化合物含量极其丰富，其实是典型的抗抑郁食物。此外，碳水化合物中的葡萄糖还是大脑工作时重要的能量来源，可以让经期仍要坚持工作的女性减少疲惫感。

适量补充维生素、微量元素可缓解不适

◎ 补钾：钾对神经冲动的传导、血液的凝固过程以及人体所有细胞的机能都极为重要，能缓解情绪紧张、抑制痛经、防止感染，并减少经期失血量。

◎ 补镁：镁能将大脑中帮助神经冲动传导、具有神经激素作用的活性物质维

持在正常水平。在月经后期，镁还能起到心理调节作用，有助于身体放松，消除紧张心理，对减轻失眠也有效。

◎ 补钙：补钙有助于缓解情绪波动、痛经、水肿和嗜食症状。有研究发现，每天补充1200毫克的钙和400国际单位的维生素D能减轻焦急、孤独、激动、悲伤、紧张等，减少40%的发生经前期综合征的危险。钙和维生素D组成的双D食品饮食方案（D——奶制品dairy，钙的较好来源，D——维生素D，有利于钙的吸收。）可作为正常饮食的补充，是对付经前期综合征的有效武器。

B族维生素尤其是维生素B$_6$能帮助合成提升情绪的神经传递素，如多巴胺。如果和镁制剂一起服用还能缓解经前焦虑。

如果来经前出现乳房肿胀、疼痛，此时要增加维生素E的摄入，维生素E可以减少前列腺素的产生，从而减少疼痛的发生。

5－羟色胺帮助改善情绪

前期综合征患者体内的化学物质5－羟色胺含量低。5－羟色胺即前面提到过的血清素。5－羟色胺对情绪起着重要的作用，医生常会开一些有助于提高或维持5－羟色胺含量的药物，它们对经前期综合征一般都会起作用，巧克力可轻度增加其含量，

碳水化合物如淀粉以及高纤维食物糙米，全麦食品，荞麦等能明显提高5－羟色胺含量，从而改善情绪。

睡前喝牛奶，提高睡眠质量

因为激素的变化，大约有60%的女性在经前一周有睡眠障碍，即使睡着了也很容易惊醒，导致疲惫不堪，体力不支。饮食中增加含色氨酸多的食物，可以有效改善经前期睡眠障碍。色氨酸是合成血清素的基础物质，血清素可以帮助睡眠，提高睡眠质量，睡觉前可以喝牛奶来增加色氨酸的摄入，改善睡眠。

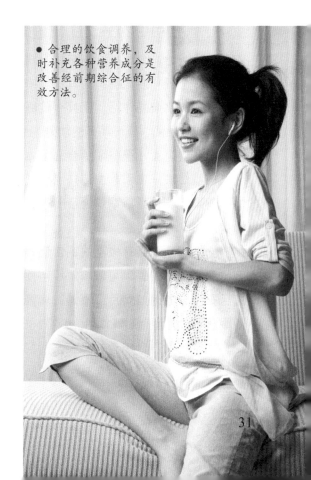

● 合理的饮食调养，及时补充各种营养成分是改善经前期综合征的有效方法。

红糖

《本草纲目》说红糖："和脾缓肝"，"补血，活血，通瘀以及排恶露"。

食材解读

红糖在一般家庭中非常普及。随着生活水平的提高，如今人们已很少食用红糖。医学专家却提醒人们：红糖具有独特的滋补保健功效，尤其是女人更不可"百日无红糖"。

养生功效

中医认为，红糖性温、味甘、入脾，具有益气补血、健脾暖胃、暖中止痛、活血化瘀的作用，还具有疏肝解郁、利肠通便、缓肝明目的功效。

中医认为女性经前期综合征多由肝气郁结，进一步引起血液瘀滞引起的。所以红糖对经前期综合征有很好的食疗作用。

此外，红糖还有较高的钙含量。有研究表明，补钙也可以缓解经前期综合征。红糖对妇女月经不调、痛经的缓解和改善也有明显作用。

红糖特别适合年老体弱、大病初愈的人食用，其较高的含钙量，对防治老年人骨质疏松有明显效果。

食用叮嘱

红糖中含有较多的有机酸，不宜用牛奶、豆浆冲饮，因为有机酸会把奶或豆浆中的蛋白质沉淀析出。

红糖养生食谱

干姜红糖粥

材料 干姜100克，红枣6颗，大米1杯。

调料 红糖2小匙。

做法 1 干姜洗净，切片；红枣洗净，去核，备用；大米洗净。

2 锅置火上，放入清水、干姜片，大火煮开后转小火，熬煮20分钟。

3 将大米、红枣一起放入姜汤中，大火煮开后转小火熬煮20分钟，加入红糖即可食用。

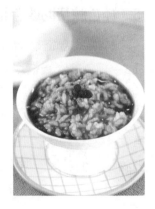

荔枝

《本草纲目》说荔枝："治瘰瘤赘，赤肿疔肿，发小儿痘疮。"

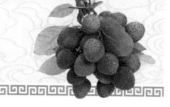

食材解读

荔枝，亦称离枝。因该果成熟时，蒂牢而枝弱，不可摘取，只宜连枝割下，故古人称之为"离枝"。后人改称为"荔枝"。古人曾用"朵如葡萄，核如枇杷，壳如红缯，膜如紫绡，瓤肉莹白如冰雪，浆液甘酸如醴酪"来描述荔枝。

养生功效

《本草从新》中说："食荔枝过多，使人发热烦渴，龈肿鼻血"。俗话说得好："一颗荔枝三把火。"可见荔枝热性之烈。不过它的烈性之热，在治疗妇科疾病方面显得尤为重要。因为女子行经期间，或行经之前，多因气滞血瘀而致小腹冷疼，北方女子往往喝热水或红糖水以缓解之。但闽粤桂蜀一带，可于发作时吃荔枝五六颗，便能渐渐回暖，并可止痛。

此外，荔枝还可用于治疗气滞血瘀、寒邪阻遏的痛经、腹痛、胃脘痛等症。

食用叮嘱

荔枝虽味美，却不宜贪食。对荔枝过敏的人、糖尿病患者及阴虚火旺者要禁食或慎食。荔枝中含有大量的天然果糖，过量食用会使果糖在血液中充盈，肝脏来不及转化为葡萄糖，造成机体内血糖降低。

荔枝养生食谱

❈ 枣仁荔枝鱼片

材料 青鱼1条，荔枝250克，枣仁、鸡蛋清各适量。

调料 料酒、味精、盐、清汤、水淀粉各适量。

做法 1 将青鱼去头、尾、内脏洗净，去骨、皮制成片，用盐、料酒、鸡蛋清、湿淀粉、油上浆待用。

2 锅上火烧热放入油烧至三成热，下入浆好的鱼片、枣仁，滑散至熟捞出沥净油，锅留底油，放入葱姜汁、清汤、料酒、盐、白胡椒粉、用水淀粉勾芡，淋入油，起锅。

孕妈妈的优生食补方案

孕妈妈营养分阶段

怀孕对女人来说是人生中的大事，生出健康聪明的宝宝是每位孕妈妈的愿望。

怀孕后的妇女会发生一系列的生理变化，营养需求也在怀孕的不同的阶段有所不同。科学的饮食才能保证孕妈妈自身的营养和宝宝生长发育的需求，减少妊娠反应和难产的发生，并为分娩和产后哺乳做好充分的营养储备。为此，应当注意做好在怀孕早期、中期、晚期三个阶段饮食营养的科学调配。

妊娠早期

妊娠早期即怀孕后1~12周，孕妈妈容易发生恶心呕吐、厌食、食欲不振、头晕、疲倦等早孕反应。由于这种反应会影响孕妈妈的正常进食，进而阻碍营养素的消化吸收，而此时正是胎宝宝神经系统发育的关键时期，营养素的缺乏可能导致胎宝宝神经发育畸形。因此，这个阶段的饮食要以食富含高蛋白、少油腻，易消化吸收为原则。一日可少食多餐保证营养素的摄入，以面包、面条、牛奶、豆浆、蛋类、新鲜蔬菜和水果为佳。

妊娠中期

此期间胎宝宝生长发育快，母体因胎宝宝体重的增加而体力消耗亦增大，母体的基础代谢可比正常人增加10%~20%。

这阶段的饮食原则是补充热量，兼顾其他，营养丰富，易于消化。孕妈妈所吃的食物品种应多样化、荤素搭配、粗细粮搭配、主副食搭配等均要恰当。

一般来说，主食如面包、大米、面粉是糖的主要来源，是补充热量的主要途径。同时，要摄入营养价值高、富含蛋白质的食物，如牛奶、瘦肉、鱼类、蛋类、豆制品和富含纤维素、维生素的蔬菜水果等。

妊娠晚期

即7个月以后，这一时期胎宝宝的体重增加很快，如果营养跟不上，孕妈妈往往会出现贫血、水肿、高血压等并发症。

这一时期孕妈妈需要补气、养血、滋阴，营养增加总量为原先的20%~40%。若发生水肿、高血压，可吃些红小豆粥、冬瓜汤、鲤鱼汤等少盐、利尿的食物；若血色素低，多吃些蛋黄、猪肝、红小豆、油菜、菠菜等含铁量高的食物。

孕妈妈食酸有讲究

很多怀孕的女性喜欢吃酸味的食物，酸味能刺激胃液分泌，提高消化酶的活性，增加孕妈妈食欲，减轻早孕反应。另外，酸性食物有利于铁的吸收，可促进血红蛋白的生成；酸性物质还参与游离钙形成钙盐在骨骼中沉积的过程，有利于胎宝宝骨骼的形成。

孕妈妈食酸应讲究科学，最好选用一些带酸味并且营养丰富的新鲜瓜果。这类食物含有丰富的维生素C。维生素C是孕妈妈和胎宝宝所必需的营养物质，对胎宝宝形成细胞基质、结缔组织、心血管的生长发育，造血系统的健全都有着重要的作用。维生素C还可增强母体的抵抗力，促进孕妈妈对铁质的吸收作用。

而人工腌制的酸菜、醋制品虽然有一定的酸味，但维生素、蛋白质、矿物质、糖类等多种营养几乎丧失殆尽，而且腌菜中的致癌物质亚硝酸盐含量较高，过多的食用显然对母体、胎宝宝健康无益。

叶酸为胎宝宝发育"护航"

叶酸是人体新陈代谢的重要的中间传递体，参与遗传物质去氧核糖核酸及核糖核酸的合成，参与氨基酸的代谢，参与血红蛋白及甲基化合物的合成。

中国育龄女性体内叶酸水平普遍较低。即使是营养良好的育龄妇女，由于怀孕时所需叶酸量较未孕时高6～8倍，孕期中血清和红细胞叶酸含量也会随着妊娠进程而逐渐降低。叶酸缺乏的孕妈妈发生先兆子痫、胎盘早剥等的概率较高。为了下一代的健康，孕妈妈一定要纠正偏食的不良习惯，常食和多食富含叶酸的食物，如菠菜、牛奶、动物肝脏、土豆、西红柿等，以消除或减少叶酸缺乏症的可能。

妊娠呕吐食疗妙方

砂仁扁豆汁

取白扁豆3克加水300毫升，熬汁150毫升待用；取砂仁15克研粉待服。服用时，每次服砂仁粉3克，用扁豆汤送服，每日3次。本方健脾温中，和胃止呕，对脾胃虚弱、孕后呕吐的孕妈妈颇为适宜。

姜汁牛奶

取鲜牛奶200毫升和生姜汁10毫升同煮沸，加白糖20克服用。每日2次，应趁温热饮服。此方温中散寒，和胃止吐，对脾胃虚寒引起的妊娠呕吐功效显著。

白糖米醋蛋

取米醋60毫升，煮沸后加入白糖30克，打入鸡蛋1个，至鸡蛋半熟时吃蛋饮糖醋汁。每日2次。本方抑肝胃止呕，促肝胃相合，对因肝胃不和引起的妊娠呕吐泛酸、胸胁满痛者有良好的效果。

樱桃

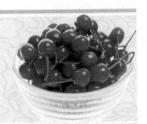

《备急千金要方》说樱桃："调中益气，可多食，令人好颜色，美志性。"

食材解读

春末夏初，樱桃"先百果而熟"，开始大量应市。它不仅色泽悦目，艳丽诱人，汁多肉细，味道酸甜适口，营养也十分丰富，深受人们喜爱，更是女性的食补佳品。民间樱桃有"果中珍珠"之美称。

养生功效

樱桃含有丰富的铁。铁是合成人体血红蛋白的原料，而妇女又以阴血为本，怀孕时期的妇女更是需要阴血来养胎，且樱桃酸甜可口，正是怀孕期间妇女的最佳水果选择。

樱桃全身都是宝。樱桃核也具有补血的功效。樱桃全枝也是妇科保健良药。

用樱桃根30～60克，加水煎汤服用，具有调气活血之功，善医妇女气血不和、肝经火旺、手心潮热、闭经等症。

自古以来，樱桃一直是被人们珍视的健美肌肤、益颜悦色的佳果。坚持用樱桃汁涂擦面部及皱纹处，能使面部皮肤嫩白红润，去皱清斑。

食用叮嘱

樱桃不可多吃。因为其中除了含铁多以外，还含有一定量的氰苷，若食用过多可能会引起铁中毒或氰化物中毒。

樱桃性温热，有上火症状者需谨慎食用。

樱桃养生食谱

樱桃银耳甜粥

材料 银耳50克，樱桃30克，粳米100克。

调料 糖桂花、冰糖各1小匙。

做法 1 将粳米用清水淘洗干净，放入锅中，加入适量清水煮沸，转小火煮约1小时。

2 待米粒黏稠时，加入冰糖，溶化后加入银耳，再煮10分钟，投入樱桃、糖桂花，煮沸即可。

鱼

《本草纲目》说鱼："甘，温，无毒"，"暖胃益人"。

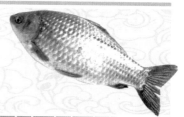

食材解读

鱼肉是人们喜欢吃的水产食品，它不仅营养丰富，含大量优质蛋白质，而且脂肪少，吃起来还细致嫩滑，容易消化。

近年研究发现，女性更适宜多吃鱼，因为鱼肉脂肪少、热量低，女性常吃鱼不易发胖。另外，鱼对孕妈妈来说也是食中之宝。

养生功效

鱼富含ω-3脂肪酸，这种物质可能有防止早产和有效增加婴儿出生时体重的作用。

孕妇常吃鱼能减少抑郁症发生。因为ω-3脂肪酸是大脑的关键"建筑材料"，食物中缺乏ω-3，大脑中血清素也会相应较少，血清素含量少会或加重抑郁症。

女性吃鱼可防乳腺癌。鱼类中含有的必需氨基酸和ω-3脂肪酸可抑制癌细胞形成，阻止癌细胞繁殖。如果每周吃两次鱼，可降低乳腺癌的复发率。吃鱼还可以治疗女性痛经。鱼油（包括鱼类）富含的ω-3脂肪酸确对于痛经有缓解作用。

食用叮嘱

孕妇及计划怀孕的妇女要避免吃鲨鱼、鲭鱼王、旗鱼及方头鱼，因为这4种鱼体内最容易积聚汞。汞是一种容易对孕妇及儿童造成伤害的潜在因素。

鱼养生食谱

苦瓜鲈鱼汤

材料 苦瓜半根，鲈鱼半条，枸杞子20克，姜2片量。

调料 米酒4大匙，盐适量。

做法 1 苦瓜洗净，去瓤，切块；鲈鱼去内脏、洗净，切块，放入滚水汆烫，捞出备用。

2 取一只大碗，放入所有材料，倒入适量水及调料搅拌均匀，放入蒸锅中大火蒸20分钟即可。

女性更年期食补方案

更年期是脏腑功能衰退，生殖机能丧失的开始。《内经》中说："女子……七七任脉虚，太冲脉衰，天癸竭，地道不通，故形坏而无子。" 中医认为，肾虚是更年期到来的根本原因。绝经前后症候多以肾虚精亏，心脾不足，肝失调和为主。更年期妇女如果能注意饮食，许多不适的症状都有可能改善，安然度过更年期。

吃对食物，应对代谢紊乱

更年期妇女水盐代谢紊乱，轻易发生水钠滞留，引起水肿，并进一步引起血压升高。所以，应限制盐，用盐量宜为中青年时的一半。

更年期妇女的糖代谢、脂肪代谢也常紊乱，容易发生血糖升高，血脂升高，体趋肥胖，以及糖尿病、动脉粥样硬化。所以，更年期妇女要少吃甜食、动物脂肪和动物内脏，多吃些粗粮。随着年龄增长，基础代谢降低，容易发生能量过剩。所以，体趋肥胖的妇女应限制主食进食量。在膳食上应保证蛋白质供给，可多吃些瘦肉、鸡、鱼、蛋、乳制品及豆制品。一般植物油中不饱和脂肪酸含量较高，如豆油、菜子油、玉米油、麻油、葵花油都含高热量，过多食用会发生能量过剩。

更年期妇女钙磷代谢紊乱，容易发生骨质脱钙，骨质疏松，故应补充钙。可多吃些鱼、虾皮、芝麻、豆制品等含钙丰富的食品。牛奶中钙含量多，且易吸收，是理想的补钙佳品。

多吃益气补血的食物

不少更年期妇女月经紊乱，经血量多，经期延长，周期缩短，常可导致贫血。对此，首先要积极治疗月经紊乱，同时留意补充蛋白质、铁、维生素A、维生素C、维生素B_{12}与叶酸，多吃动物肝脏、瘦肉、鸡鸭血及新鲜蔬菜、水果、红枣、红小豆、桂圆、糯米也有健脾益气补血作用。

更年期食疗妙方

杞枣汤

枸杞子、桑葚子、红枣各等份，水煎服，早晚各1次；或用淮山30克，瘦肉100克炖汤喝，每日1次。适用于更年期有头晕目眩、饮食不香、困倦乏力及面色苍白者。

枸杞子肉丝冬笋

枸杞子、冬笋各30克，瘦猪肉100克，猪油、盐、味精、酱油、淀粉各适量。炒锅放入猪油烧热，投入肉丝和笋丝炒至熟，放入其他佐料即成。每日1次。适用于头目昏眩、心烦易怒、经血量多、面色晦暗、手足心热等。

莲子

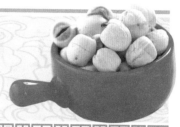

《本草纲目》说莲子："莲子交心肾，厚肠胃，固精气，强筋骨，补虚损，利耳目。"

食材解读

莲子是常见的滋补品，有很好的滋补作用。古人认为经常服食，百病可祛，因它"享清芳之气，得稼穑之味，乃脾之果也"。历代达官贵人常食的"大补三元汤"，其中一元即为莲子。

养生功效

相传古时一妇人失眠求治于道姑，道姑手指水中荷花称那是睡莲，必治不睡之症。于是失眠者在荷花中找到莲蓬，剥出莲子食之，终得安睡。中医认为，莲子有益心补肾、健脾止泻、固精安神的作用。中老年人特别是脑力劳动者经常食用，可以健脑，增强记忆力，提高工作效率，并能预防老年痴呆的发生。莲子有促进凝血，维持神经传导性，镇静神经，维持肌肉的伸缩性和心跳的节律等作用。处于更年期阶段的女性常吃莲子还可缓解某些不适症状。此外，莲心味道极苦，却有显著的强心作用，能扩张外周血管，降低血压。

食用叮嘱

莲子是滋补之品，便秘和脘腹胀闷者忌用；变黄发霉的莲子不要食用。莲心味苦，研末后吞食较好。

莲子养生食谱

✿ 飘香莲子粥

材料 莲子2大匙，粳米半杯。

调料 无。

做法 1 莲子用水泡发后，在水中用小刷子擦去表层，抽去莲子心，冲洗干净后放入锅内，加适量清水煮至熟烂，取出备用。

2 将粳米淘洗干净，放入锅中加入清水煮成稀粥，粥半熟后掺入莲子，煮熟即可食用。

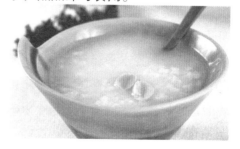

豆腐

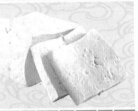

《本草纲目》说豆腐："宽中益气，和脾胃，消胀满，下大肠浊气，清热散血。"

食材解读

豆腐，洁白如玉，柔软细嫩，清爽适口，营养丰富。豆腐物美价廉，是我国素食菜肴中的主要原料之一，备受人们的喜爱，历代文人也十分崇尚赞美它。著名诗人苏东坡就有"煮豆为乳脂为酥"的著名诗句。

养生功效

更年期女性易发生偏头痛，这与体内雌激素减少有关。30～40岁女性心血管疾病的发病率大大低于男性。这主要归功于雌激素的保护作用。

在雌激素的保护下，女性血管弹性好，血胆固醇代谢正常，不易形成动脉粥样硬化。女性绝经后，心血管病变人数激增，病程进展极快，一年内病变可达到男性10年的发展程度，且预后差。

一般雌激素水平35岁以后会下降50%，所以女性从35岁起就要开始保护心血管健康，平时多吃豆腐不失为一种有效的保健措施。

食用叮嘱

豆腐不宜大量食用，否则会导致消化不良、肾功能衰退、碘缺乏病以及引发痛风。

豆腐养生食谱

❀ 豆豉豆腐汤

材料 豆腐1块，葱段、姜片各适量。

调料 盐适量，辣味豆豉半大匙。

做法 起锅热油，放入豆腐煎至表面微黄，移入汤锅，加入辣味豆豉、生姜片和适量水，用中火煲30分钟，再加入葱白，待汤煮滚，加盐调味，趁热饮用。

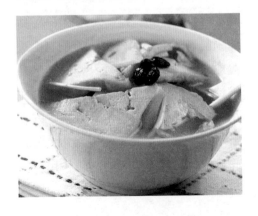

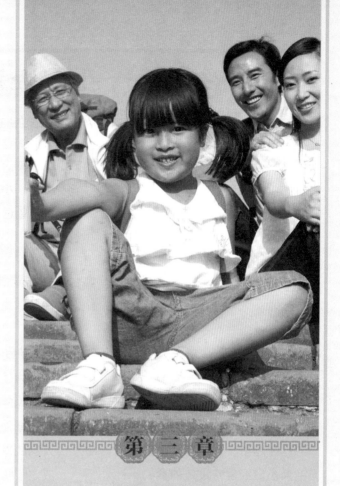

第 三 章

特殊人群的食补攻略

中医学认为，诊断、治疗疾病应「因人而异」。食补养生自然也不例外。每个人应该根据自己的实际情况，如生活的环境、年龄阶段、工作性质等来选择适合自己的食补方案。

老年人、儿童食补攻略

儿童食补攻略

随着生活水平的不断提高，我国人民的饮食观念正从"吃得饱"向"吃得好"、"吃得健康"转变。尤其是对独生子女，年轻的父母们更是宠爱有加，希望自己的孩子都能吃得好。可是，怎样才算吃得好？吃得科学？吃得健康呢？

饮食宜清淡，做到"四少一多"

据调查统计，儿童患上高血压的越来越多，而这些儿童在婴儿时期绝大多数经常吃过咸的食物，此外，饮食过咸还是导致上呼吸道感染的诱因。同时吃盐还影响儿童对锌的吸收。吃得过咸，直接影响儿童体内对锌的吸收，导致孩子缺锌。

专家认为，儿童饮食应以清淡为主。味精、酱油、虾米等含钠极高，但由于风味和营养，小儿可限量进食。父母给小儿的膳食调味品，应做到"四少一多"的原则，即少糖、少盐、少酱油、少味精、多醋。营养学家建议，1~6岁的幼童每天盐不应超过2克，1周岁以前最好不为其提供含

盐食物，3个月后的婴儿可适当吃些咸食。小儿膳食中应该加盐，只是尽量避免过多。

儿童食补误区

◎ 溺爱强食：父母们往往一味地把各种自认为有营养的食物给孩子吃，殊不知，这样做会加重孩子的胃肠道负担，会引起消化不良；同时，这样做肠道为了更好地消化，人体的大量血液必然集中于此，而脑、心、肾等器官长期处于缺血状态，相应地抑制了大脑的发展，不仅影响智力，还会形成"脂肪脑"，使脑细胞更新缓慢。

◎ 偏嗜甜食：孩子爱甜味是天性。偶尔吃一些未尝不可，但有的孩子却以此为主食，糖不离手，这样就不对了。因为大量的糖摄入体内，不但会抑制食欲，影响其他营养素的吸收，而且糖在体内常使体液趋于酸性，使孩子抵抗力下降。

◎ 求新求异：现代社会保健食品异彩纷呈。这给孩子们的饮食生活带来极大的便利。但是由于市场上出售的各类新奇的儿童食品质量各有优劣，家长在购买时，如不仔细辨别真伪而盲

目买给孩子食用，往往会引起中毒、诱发疾病等。

应适量补充生长发育所需的微量元素

儿童缺锌会影响骨骼生长，而且会造成皮肤粗糙、色素沉着，并出现贫血等其他营养不良的现象。这些孩子长大后会出现性功能低下、第二性征发育不全等症状。因此，儿童应常吃肝、鱼、瘦肉及牡蛎和贝类等含锌高且易吸收的动物性食物，来保证锌的供给。

铬、钒、钙、磷及维生素C和叶酸都对眼球发育有所影响。钒有抗拒铬的作用，如果铬与钒的比例下降会引起眼压上升，从而形成近视。维生素C能促进铬的吸收，增强睫状肌的调节作用。维生素C还能使巩膜坚固，使眼轴不变长，并降低血液pH值、减轻眼球壁扩张。钙、磷代谢也与近视的形成有关，儿童应补充足够的钙以确保身体生长发育的需要。

"小胖墩儿"怎么吃

随着生活水平的提高，不知不觉中周围的"小胖墩儿"越来越多。肥胖对儿童的身心健康和日后成长都会产生一些不利影响。那么"小胖墩儿"应该怎么吃呢？"胖"是不是就意味着不缺营养，不需要补了呢？

专家认为，"小胖墩儿"也需要补。如补充高纤维的食物。如新鲜水果和蔬菜等。每日水果和蔬菜的供应量需达400～500克，尤其是新鲜蔬菜要多吃一些。

此外，"小胖墩儿"的饮食还应该注意两个方面：一是适当增加低热量高蛋白的食品，如豆类、蛋、奶、鱼、瘦肉等；二是要减少和控制摄入各种高脂肪、高热量的食物，如油炸食品、洋快餐、奶油制品、甜食和甜饮料等。

"多动症"儿童怎么吃

近年来，患有多动症的儿童约占3%～10%。儿童多动症目前虽有药物可治疗，但是"是药三分毒"，怎么通过饮食来改善呢？

专家认为，多动症儿童应多吃富含蛋白质和卵磷脂的食物。这些营养物质参与脑代谢，可以改善大脑的神经传递信息，从而缓解多动症状。其次，少吃某些刺激性食物禁止饮用含有酒精的饮料，含有色素的饮料也应严格控制饮用。其他如辣椒、胡椒油等刺激性调味剂应尽量少食或不食，否则对病情不利。还要少吃某些水果，如苹果、杏、橘子、西红柿等。因为这些水果中含有较多的甲基水杨酸盐类成分，如果过多摄入，会影响大脑神经信息的传递，加剧患儿的多动症状。

胡萝卜

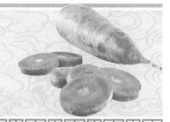

《本草纲目》说胡萝卜："下气补中，利胸膈肠胃，安五脏，令人健食，有益无损。"

食材解读

胡萝卜是一种质脆味美的家常蔬菜，素有"小人参"之称。在婴幼儿的喂养上，胡萝卜是一种十分常用的辅食。胡萝卜营养丰富，可以为婴儿顺利过渡到成人膳食打好基础。

养生功效

中医学认为胡萝卜性甘平，归肺、脾，具有健脾化滞、清凉降热、润肠通便、增进食欲等功效，具有重要的价值。胡萝卜中富含胡萝卜素，在体内可转变成维生素A，对促进婴幼儿的生长发育及维持正常视觉功能具有十分重要的作用。胡萝卜还含有丰富的膳食纤维，除具有增加肠胃蠕动的作用外，还被广泛应用于防治高血压及癌症的辅助食物。

食用叮嘱

胡萝卜中含有一种叫解酵素的物质，会破坏白萝卜里含量极高的维生素C，因此不宜同食。

胡萝卜养生食谱

胡萝卜山药煲

材料 胡萝卜100克，鲜山药50克，炒山楂30克，鸡胗1个。

调料 盐、鸡清汤各适量。

做法 1 将胡萝卜洗净切成小块；鲜山药去皮洗净切成小块；炒山楂放入清水中浸泡半天。

2 鸡胗刮洗干净，切成小块。

3 将做法②中准备好的鸡胗放入砂锅内，倒入适量鸡清汤，先用小火炖煮40分钟后，然后加入胡萝卜块、山药块、山楂、盐，再用小火慢炖20分钟即可。

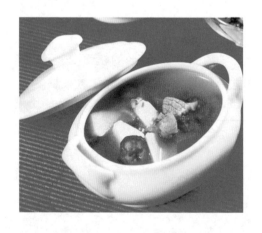

燕麦

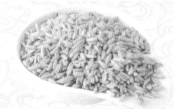

《本草纲目》说燕麦："燕麦性味甘平，无毒，有润肠、通便作用。"

食材解读

燕麦是一种古老的粮食作物，中国燕麦的栽培，距今至少已有二千一百年的历史。我们的祖先自古就用燕麦入药，它是营养价值极高的禾谷类作物之一。美国《时代》杂志评出的十大健康食品，燕麦名列第五。

养生功效

燕麦含蛋白质15.6%，含有幼儿生长发育的8种必需氨基酸。燕麦中脂肪的含量远远超过了大米和面粉，小儿生长尤其需要的铁、锌等微量元素含量也特别丰富。燕麦中钙的含量也不少，对防止宝宝缺钙有一定的实际意义。

燕麦中富含两种重要的膳食纤维，即可溶性纤维和非可溶性纤维。可溶性纤维可大量吸纳体内胆固醇，并排出体外，从而降低血液中的胆固醇含量，减少肥胖症的产生；非可溶性纤维有助于消化，能预防孩子便秘的发生。

食用叮嘱

给宝宝喂食燕麦，可以在市场上购买生燕麦片，烹饪时可加入食糖调味，让宝宝爱吃这种食补佳品。

燕麦养生食谱

鸡蛋燕麦粥

材料 燕麦片50克，鸡蛋1个。

调料 红糖适量。

做法 1 燕麦盛入碗中用开水冲成糊状；鸡蛋煮熟。

2 鸡蛋去壳，蛋清、蛋黄剥离，蛋黄保持完整，蛋白剖成两半。

3 将蛋白、蛋黄放在已冲好的燕麦糊上，加红糖调味。

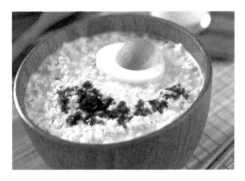

老年人食补攻略

老年人是人口的重要组成部分，是社会的宝贵财富。如何使老年人保持旺盛的生命活力，防病抗衰，延年益寿，是重要的社会问题。影响老年人寿命和健康的因素是多方面的，而饮食营养则是重要方面。

平衡膳食，补充营养

人体需要多种多样的营养物质。但是，没有一种食物同时能含有碳水化合物、脂肪、蛋白质、维生素、矿物质、食物纤维和水七大营养素，也没有一种营养素能具备所有的营养功能。因而，饮食养生必须要膳食品种多样化，不可偏废。每天至少吃14种食物才能达到体内营养物质的平衡。

◎ **增加优质蛋白质的摄入量**：年岁大的人在衰老过程中，蛋白质以分解代谢为主，并逐年被消耗，同时肾功能降低。因此，老年人对蛋白质的摄入量不仅要增加，而且质量也要高。

◎ **控制每日脂肪摄入总量**：高脂肪饮食容易引起老年性疾病。因此，老年人不仅要控制每日摄入的脂肪总量。更重要的是脂肪中植物油与动物油比例要适当。

◎ **适当限制热能的摄入**：限制热能，节制食量，控制体重，防止肥伴，是世界公认的延年益寿科学方法之一，也是老年人的膳食要则。

◎ **补充钙质**：老年人要注意补充钙质。缺钙可以引起骨质疏松、局部骨质增生、动脉血管硬化、高血压、老年性痴呆、软组织多钙硬化及硬组织脱钙软化等衰老现象，还能使人情感淡漠、记忆衰退、肌肉痉挛、易疲劳、瘙痒等。老年人平时应多吃低脂奶制品及含钙量高的虾、海带、排骨、豆制品等食物。

◎ **多食含维生素和纤维素较丰富的食物**：多种维生素都具有降低胆固醇、防止动脉硬化的作用。在饮食中可多吃些含维生素和纤维素较丰富的食物，如新鲜水果、豆类、蔬菜，主食不要吃得太精，因为谷类的胚芽中含有较丰富的维生素 E 等有益成分。

◎ **多吃富含钾、碘、铬的食物**：目前是认为钾盐可保护心血管，而钠盐会

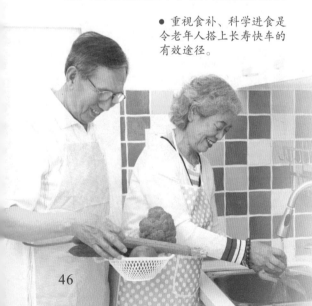

● 重视食补、科学进食是令老年人搭上长寿快车的有效途径。

增加心脏负担，因此动脉硬化病人，食物不宜太咸，同时要多食含钾丰富的食物，如蘑菇、豆类(黄豆、绿豆、红小豆、蚕豆)、菠菜、紫菜、莲子、苋菜等。碘能降低血中胆固醇，对防治动脉硬化有好处，所以，含碘丰富的食物，如海鱼、海参、海虾、海带、海菜等应多吃。经常食用含铬较高的食物，如豆类、鸡肉、贝类等，也有防治动脉硬化的作用。

饮食有节，饥饱适度

《养生避忌》中说："故善养生者，先饥而食，食无令饱；先渴而饮，饮勿过冷。食欲少而数，不欲顿而多。"老年人因消化能力减退，胃肠适应能力较差，暴饮暴食，不但会造成消化不良，而且还是诱发心肌梗死的主要原因之一。因此，老年人饮食要有规律，尽可能少食多餐，不饥饿，不过饱，要定时定量。此外，老年人还应养成细嚼慢咽的习惯。

补充维生素，防止老年痴呆

人到老年，就会发现自己体力显著下降，头脑的思维活动不如以前敏捷，开始出现脑衰老现象。

B族维生素在维持神经的正常功能方面发挥着极其重要的作用。含B族维生素丰富的食物有花生、豆腐、香菇、糙米、新鲜绿叶蔬菜、小麦胚芽等。

维生素E被称为防治衰老的维生素，它是清除体内自由基和防止多不饱和脂肪酸氧化的重要物质。自由基是人体衰老的重要原因，而维生素E可以将这些"垃圾"清除掉。多不饱和脂肪酸的氧化也是引起细胞破坏，最终导致衰老的因素之一。维生素E可以保护多不饱和脂肪酸不被氧化破坏，从而阻止细胞衰老。核桃、花生、动物肝脏等食物含有丰富的维生素E。

此外，菌类、碱性食品和发酵食品对大脑的健康也有好处。

调整饮食，预防听力下降

首先要多食富含 β - 胡萝卜素和维生素A的食物。研究表明，胡萝卜素和维生素A能给内耳的感觉细胞和中耳上皮细胞提供营养，增强耳细胞活力。二是要多食富含锌元素的食物。因为耳蜗内锌的含量高于其他器官，60岁以后耳蜗锌含量明显降低，必须适量补充锌食品。三要常食富含镁元素的食物，因为耳动脉中如果镁元素缺乏会影响耳动脉功能，导致听力损害。四要食用富含维生素D和钙的食物。因为维生素D和钙，既可保持鼓室内的小骨骼，增强耳骨韧性，避免骨质疏松一样的耳硬化症，又可净化耳动脉，提高耳功能。

西蓝花

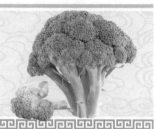

食材解读

被誉为"蔬菜皇冠"的西蓝花是一种高价值的天然食材。我国很少栽培，主要供西餐使用。西蓝花是甘蓝的一个变种。这种菜的心部为球形花蕾，质地脆嫩、色泽鲜绿、味甜美、易消化、为蔬菜中的珍品。

养生功效

提高抗体免疫力

西蓝花中含有的异硫氰酸盐可激活机体免疫细胞的许多抗氧化基因和酶，使免疫细胞免受自由基损伤。机体虽有自我清除自由基的能力，但过量的自由基可破坏细胞结构，导致疾病。老人多吃西蓝花，可提高免疫力，减少细菌和病毒感染，减少肿瘤的发生。

抗癌新秀

西蓝花的抗癌作用是近些年来西方国家及日本科学家研究的重要内容。其抗癌作用，主要是因为其中含有硫葡萄糖苷，在抗癌蔬菜排行榜上，西蓝花名列前茅。

食用叮嘱

秋季多食用西蓝花，因为这时的西蓝花花茎中营养含量最高。

西蓝花养生食谱

✿ 清炒双花

材料 菜花、西蓝花、蒜末各适量。

调料 盐、花椒、香油各少许。

做法 ❶ 两种蔬菜洗好切成小朵。

❷ 油锅烧热，放蒜末炒出香味后，把菜花、西蓝花倒入锅里，翻炒，加盐、花椒，太干可加一点水，炒熟以后，盛出。

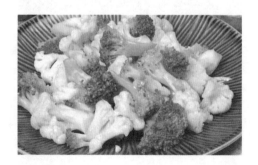

甘薯

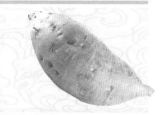

《本草纲目》说甘薯："补虚乏、益气力、健脾胃、强肾阴。"

食材解读

中国历史上最长寿的皇帝"乾隆"曾经称赞甘薯"功胜人参"。从此，甘薯又得了个"土人参"的美称。

养生功效

由于甘薯属碱性食物，有利于维护血液的酸碱平衡，常吃甘薯对于促进老人身体健康显得尤为重要。甘薯中含有大量黏液蛋白、黏多糖等，它们能保持人体心血管壁的弹性，防止动脉粥样硬化的发生，还能保持呼吸道、消化道、关节腔的润滑。

甘薯又是长寿食品。日本的农村长寿区，居民进食甘薯从10月至次年4月。我国广西有两个长寿之乡，居民也常以甘薯作为主食。

食用叮嘱

甘薯不能多吃，否则吃后难以消化，还会出现腹胀、烧心、打嗝、泛酸、排气等不适感。另外，甘薯一定要蒸熟煮透。

甘薯养生食谱

❋ 甘薯大芥菜汤

材料 甘薯200克，大芥菜150克。
调料 盐适量。
做法 1 甘薯清洗干净不去皮，切块；大芥菜洗净，将叶与叶柄用刀切开。

2 把甘薯放入锅内，加清水适量，水烧开后放入芥菜叶柄，煮熟甘薯后再放芥菜叶，煮3分钟，加盐调味即可。

3 在锅中倒入半锅水，放入排骨煮熟，加入其他材料煮熟，最后加盐调味即可食用。

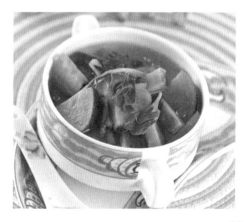

科学食补，吃出美丽

减肥瘦身的食补原则

肥胖不仅影响形体美，而且给生活带来不便，更重要的是容易引起多种疾病，加速衰老和死亡。减肥的总原则就是"少吃，多运动！"但是少吃是不是等于不吃呢？少吃是不是等于不补呢？

瘦身必须吃早餐

"早餐吃得好，晚餐吃得少"这是营养学家时常强调的饮食方法，同样也适用于瘦身者。有人做过实验，相同热量的食物分别给实验者当早餐吃或晚餐吃，结局完全不一样，只吃早餐的人比只吃晚餐的人体重减轻多，人们发现经常不吃早餐的人反而更容易胖。产生这样的结果的原因和人体分泌的激素有关。人体控制葡萄糖的代谢及脂肪的蓄积与两种激素有关，即胰岛素及胰高血糖素。早餐时人体分泌等量的胰岛素和胰高血糖素，故所摄取的热量不易转变成脂肪堆积起来，但晚餐时胰岛素的分泌量通常大于胰高血糖素，因此所吃下热量很容易转变成脂肪堆积在体内。

主食可以这样吃

人们日常的主食如米饭、馒头等面食，含有淀粉、蛋白质、维生素等，是人体热能的主要来源，因此，很多人都以减少主食的摄入量来控制和减轻体重。但是如果主食经过如下处理就会变成减肥食品：把熟的米饭、馒头放入冰箱，低温保存一段时间即可。主食中的淀粉经过长期放置或在水分含量为30%~60%及温度保持2℃~4℃时会变成不透明，甚至产生淀粉老化现象。吃了这种老化的食品后，淀粉充填在胃中，一方面不被吸收，同时又减少了饥饿感。另外主食中的蛋白质几乎没有损失，而且其中的B族维生素也因其稳定性较强损失甚少。这样处理过的食物只是降低

● 新鲜蔬果是减肥瘦身的佳品。

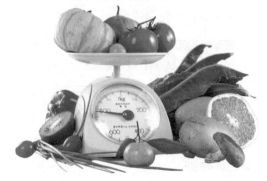

了热量的吸收，而不影响其他营养成分的吸收利用，并且制法简便，是理想的减肥食品。

平衡膳食，保持营养均衡

瘦身者也要注意自己的营养均衡。即使减肥也要保持摄入人体所需的蛋白质、维生素和矿物质等。同时淀粉和脂肪都不可偏废，因为即使不吃淀粉类食物，其他食物也都能转化成热量。而且一段时间后身体会因为缺少蛋白质、维生素和矿物质而影响新陈代谢的正常运行。所以自然平稳的瘦身就要保持营养均衡。

补充可溶性膳食纤维有助于瘦身

如果在饮食中加入适量的可溶性膳食纤维，对控制热量的摄取是十分有益的。摄入的可溶性纤维能在人体大肠中形成胶质，令人体吸收食物养分的时间延长，较长时间地维持饱腹感，以及避免血糖骤升骤降所带来的想吃甜食的欲望。

瘦身误区

误区一：吃得越少越能减肥

有研究表明，过度节食会损伤脑细胞。因为进食减少，摄入的蛋白质、脂肪、维生素和矿物质等营养也随之减少。而脂中的卵磷脂、脑磷脂、神经磷脂等，蛋白质中的氨基酸、如苯丙酸、亮氨酸、欲氨酸等，

还有维生素A、维生素B、维生素C及钙、磷、铁、锌等物质，都直接或间接地参与大脑细胞的组成与组织代谢，与智力发育密切相关。所以节食的妇女反应较迟缓，记忆力较差，尤其是锐意节食减肥的人士会变得健忘，甚至连简单的工作也应付不了。

误区二：只吃一种减肥食物能减肥

有些人认为，每天只吃苹果或者蔬菜等单一的减肥食物，可以减少能量摄入、大幅度消耗脂肪。事实上，因为能量和营养元素摄入太少所导致新陈代谢降低，能量"少摄入必然导致低支出"，这样不但不能减肥，反而导致体内营养失衡，损害健康。

误区三：服瘦身药就能立竿见影

瘦身并非一日之功，一口气吃不成个"胖子"，当然，一口气也不可能减成一个"瘦子"，更不是吃几粒瘦身药就能达到瘦身目的的。市面上的瘦身药物有些不但不会起到瘦身的作用，相反可能有多种副作用：常用的食欲抑制剂可引起轻度的失眠、口干、头晕、抑郁、乏力、便秘、恶心等。有的减肥药可能引起血压高和心动过速，还有的可能引起药物性肝损害。减少肠道脂肪吸收的药物可能引起腹泻、脂溶性维生素吸收不良等副作用。循序渐进，以饮食控制，合理运动为基础，才是切实可行的。

黄瓜

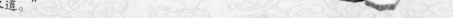

《本草纲目》说黄瓜："清热解渴，利水道。"

食材解读

黄瓜是餐桌上的"平民"蔬菜，它可以生吃、熟吃，吃法很多。无论是南方还是北方，一年四季在市场上都能买到黄瓜。黄瓜以其营养、价廉大受青睐，尤其是女性朋友。

养生功效

黄瓜有清热解毒、利水消肿、生津止渴的功效，主治咽喉肿痛，目赤肿痛，烦渴等。鲜黄瓜内含有丙醇二酸，可以抑制糖类物质转化为脂肪。黄瓜中还含有纤维素，对促进肠蠕动、加快排泄和降低胆固醇有一定作用。黄瓜的热量很低，对于肥胖者来说，是一种理想的食补良蔬。

黄瓜皮中含有较多的苦味素，是黄瓜的营养精华所在。黄瓜的营养优势主要是由黄瓜皮"味甘、性平"的本质所决定的，所以能够清热解毒、生津止渴。同时黄瓜还含有丰富的维生素E及柔软的细纤维等成分，是美容养颜的首选。

食用叮嘱

吃黄瓜时不要把黄瓜头扔掉。因为黄瓜头含有较多的苦味素，成分为葫芦素C，是难得的排毒养颜食品。

黄瓜养生食谱

香菜黄瓜汤

材料 黄瓜300克，香菜30克，生姜20克。

调料 盐适量，胡椒粉1大匙，鸡粉半小匙，香油少许。

做法 1 黄瓜洗净切丝备用；香菜洗净切段；生姜去皮洗净切丝。

2 锅内加适量水，放鸡粉、姜丝，大火煮沸，下黄瓜丝、盐，再次煮沸后，放胡椒粉调味，出锅前撒入香菜段，滴入香油。

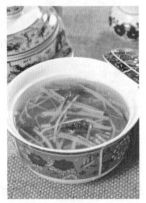

苹 果

《食疗本草》说苹果："主补中焦诸不足，和脾；卒患食后气不通，生捣汁服之。"

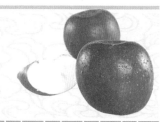

食材解读

苹果，古称奈，味道酸甜可口，营养丰富。它的营养价值和医疗价值都很高，被许多人称为"全科医生"。许多美国人把苹果作为瘦身必备食品，每周节食一天，这一天吃苹果，号称"苹果日"。

养生功效

科学家研究发现，苹果有降低血胆固醇的作用，其原因是苹果中的果胶质是一种可溶性纤维，有助于降低胆固醇。

经常吃苹果的人，有一半人胆固醇比不常吃苹果的人低20%左右。此外，吃苹果又饱腹感，除了因为苹果中含有果胶质外，还因为其中含有较多的粗纤维，它们在胃中消化较慢，故可以减肥。

最新研究表明，苹果皮有抗癌的作用。苹果皮萃取物中的一些有效成分能够抑制自由基的过氧化作用，从而对衰老、肿瘤和心脏病等慢性疾病的防治起到一定的作用，所以对于苹果皮也不应丢弃。

食用叮嘱

苹果不宜与海味同食。苹果中含有鞣酸，与海味同食不仅降低海味蛋白质的营养价值，还易发生腹痛、恶心、呕吐等。

苹果养生食谱

黑米苹果粥

材料 黑米1杯，苹果1个。

调料 白糖少许。

做法 1 苹果洗净，去核，切块；黑米淘洗干净，用清水浸泡。

2 黑米放入锅中，加适量水煮粥，粥将熟时加入苹果块，粥再熟时加入白糖调味即可。

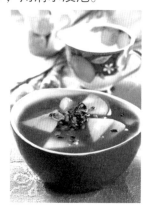

美容护肤的食补原则

饮食美白

俗话说："一白遮百丑。"中国女性对于美白的追求是自古以来就有的。皮肤的肤色与皮肤中黑色素的多少有关，黑色素是存在于每个人皮肤基底层的一种蛋白质。紫外线的照射会令黑色素产生变化，生成一种保护皮肤的物质，然后黑色素又经由细胞代谢的层层移动，到了肌肤表皮层，形成了我们现在所看到的色斑和肤色不匀等皮肤问题。如何通过饮食的调整能减少黑色素的合成呢？

首先要少吃富含酪氨酸的食物。如土豆、红薯等。因为酪氨酸是黑色素的基础物质，酪氨酸在酶的催化下形成黑色素。

其次要多摄入富含维生素C的食物。黑色素形成的一系列反应多为氧化反应，维生素C是一种抗氧化剂，可抑制氧化，阻止色素沉积。因此，可多吃富含维生素C的食物，如酸枣、鲜枣、西红柿、刺梨、柑橘，新鲜绿叶蔬菜等。

还要注意摄入富含维生素E的食物。维生素E在人体内是一种抗氧化剂。维生素E可以通过抑制不饱和脂肪酸过氧化，使人体内脂褐素的合成减少，从而有效地抵制脂褐素在皮肤上的沉积，使皮肤保持白皙。而脂褐素正是形成老年斑的主要原因。富含维生素E的食物有卷心菜、菜花、芝麻、葵花子等。

饮食除皱

皱纹是随着年龄的增长，皮肤缺乏水分，弹性下降的结果。如何通过饮食来减少皱纹呢？

首先要多吃富含硫酸软骨素的食物。人的皮肤由表皮、真皮和皮下组织组成，影响皮肤外观的主要是真皮。真皮由富有弹性的纤维构成，而构成弹性纤维最重要的物质是硫酸软骨素。人们饮食中如果缺乏硫酸软骨素，皮肤就会失去弹性，出现皱纹。因此，只要多吃含软骨素丰富的食物，就可以消除皱纹，使皮肤保持细腻，富有弹性。软骨素主要存于鸡皮、鱼翅、鲑鱼头部等软骨内。

还要多吃富含核酸的食物。核酸是一种生命信息物质，它不仅在蛋白质生物合成中起着重要作用，而且影响到其他各类代谢方式和代谢速度。核酸是一种葆春物质，它能延缓衰老，又能健肤美容。经科学验证，女性每天服用核酸约800毫克，维生素2克，4周后脸部皱纹大部分可消失，粗糙的皮肤可变得光滑细腻，老年斑也会逐渐减少。含核酸丰富的食物有鱼、虾、动物肝脏、酵母、蘑菇、黑木耳、花粉等。

饮食祛痘

痘是痤疮的俗称，又叫"青春痘"、"暗疮"或"粉刺"，是由于毛囊及皮脂腺阻塞、发炎所引发的一种皮肤病。青春期时，体内的性激素刺激毛发生长，促进皮脂腺分泌更多油脂，毛发和皮脂腺因此堆积许多物质，使油脂和细菌附着，引发皮肤红肿的反应。

首先，祛痘要补充富含维生素A的食物。维生素A可调节上皮细胞的代谢，对毛囊角化有一定的改善作用，同时能调节皮肤汗腺功能，减少酸性代谢产物对表皮的侵袭，有利于痤疮患者的康复。含维生素A丰富的食物有：金针菇、胡萝卜、韭菜、荠菜、菠菜、动物肝脏等。

其次，要多吃富含B族维生素的食物。维生素B$_2$能促进细胞内的生物氧化过程，参与糖、蛋白质和脂肪的代谢；维生素B$_6$参与不饱和脂肪酸的代谢，对防治痤疮大有益处。含维生素B$_2$丰富的食物有：动物内脏、瘦肉、乳类、蛋类及绿叶蔬菜等。含维生素B$_6$丰富的食物有蛋黄、瘦肉、鱼类、豆类及绿叶菜等。

还要多补充一些富含锌的食物。因为锌有一定的控制皮脂腺分泌、减轻细胞脱落与角化的作用。含锌较丰富的食物有瘦肉、牡蛎、海参、海鱼、鸡蛋、核桃仁、葵花子、苹果、金针菇等。

养生课堂

-------------------- 教你认识脸上的美容穴 --------------------

◎ **攒竹穴**：眉头下方凹陷之处。

◎ **太阳穴**：眼睛与眉毛间的侧面，向后约1横指处，快接近发际处。

◎ **承泣穴**：位于眼球正下方，约在眼眶骨附近。

◎ **颊车穴**：沿脸部下颚轮廓向上滑，就可发现一凹陷处，即为此穴。

◎ **天突穴**：位于喉斜下方肌肤的内侧。

◎ **迎香穴**：在眼球正下方，鼻翼的旁边即是。

◎ **承浆穴**：下唇与下颚的正中间凹陷处即是。

◎ **鱼腰穴**：在眉毛的正中间。

按摩最好在洗浴后进行，因为沐浴后，血液循环加快，体温上升，容易产生较好的效果。入睡前，以轻松的心情按摩脸部，对皮肤弹性的恢复很有帮助。早晨起来或是午饭后也可以，用食指或中指的指尖按摩，每个穴位2～3分钟，感到穴位酸胀为好。

猕猴桃

《开宝本草》说猕猴桃："止暴渴，解烦热，压丹石，下石淋。"

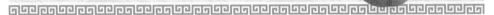

食材解读

猕猴桃果肉绿似翡翠，其味道清香酸甜，其形状如桃，又因它表皮似猕猴，故名"猕猴桃"。由于其丰富的维生素C含量，被称为"维C之王"，有的学者认为，猕猴桃是一种长寿果品，有抗肿瘤、抗衰老作用，称它为"长生果"。

养生功效

美容养颜润肌肤

常吃猕猴桃好处多，因为猕猴桃中所含的营养成分丰富全面。尤其对女性来说，猕猴桃更是一种"美容圣果"，它具有祛除黄褐斑、排毒、美容、抗衰老等作用。猕猴桃是含维生素C最丰富的水果，因此常吃猕猴桃，可以在不知不觉中起到美白的作用。另外，猕猴桃中含有特别多的果酸，果酸能够抑制角质细胞内聚力及黑色素沉淀，有效地祛除或淡化黑斑，在改善干性或油性肌肤组织上也有显著的功效。

防心血管病防癌症

猕猴桃富含精氨酸，能有效地促进血液流动，阻止血栓的形成，对降低冠心病、高血压、动脉硬化等心血管疾病的发病率有特别功效。此外，有关研究表明，猕猴桃中含有抗突变成分谷胱甘肽，有利于抑制诱发癌症基因的突变，对鼻咽癌、肝癌、肺癌、皮肤癌、前列腺癌等多种癌细胞病变都有一定的抑制作用。

生津降脂乌秀发

猕猴桃含有蛋白水解酶、纤维素和果酸，促进消化，特别是肉食的消化。并可促进肠蠕动，减少便秘。还含有丰富果胶，可降低胆固醇及促进机体高钾低钠的趋势，对高血压、高血脂、冠心病的保健有益。猕猴桃含有的多种氨基酸、泛酸、叶酸、铜、铁、钙、镁等金属元素，对维持正常生理功能，提高睡眠质量，甚至乌发都有作用，所含的铜元素可促进多种酶和核糖核酸的合成，缺少铜也会减少铁的吸收，导致贫血和白发。猕猴桃含有使头发变黑的酪氨酸，以及泛酸、叶酸和多种氨基酸，这些成分都对营养头发起到良好的作用。

解毒护肝有奇效

猕猴桃可作为汞的解毒剂，使血汞下降，肝功能改善。此外，还可辅助治疗酒精中毒、败血症、过敏性紫癜、感冒及脾脏肿大、骨关节病、热毒、咽喉痛等。

保护牙龈

牙龈健康与维生素C密切相关，缺乏维生素C的人牙龈变得脆弱，常出现出血、肿胀、甚至引起牙齿松动。由于猕猴桃含有极丰富的维生素C，所以应多吃新鲜的猕猴桃，或取汁饮服。牙龈出血患者可服猕猴桃梨汁：1个猕猴桃，1个大的梨，加适量纯净水，榨取250毫升的果汁，1日1次，连服7天有明显止血效果。

食用叮嘱

猕猴桃性寒凉，脾胃虚寒者应慎食。另外由于猕猴桃中维生素C含量很高，易与奶制品中的蛋白质凝结成块，不但会影响消化吸收，还会使人出现腹胀、腹痛、腹泻。故食用猕猴桃后，千万记住，不要立即喝牛奶或其他乳制品。食用时间以饭前饭后1～3小时较为合适，不宜空腹吃。

猕猴桃养生食谱

猕猴桃蛋羹

材料 猕猴桃4个，鸡蛋1个，杏仁片少许。

调料 白糖60克，水淀粉2大匙。

做法 1 将猕猴桃去皮，2个切成小丁，2个用搅拌机打成泥。将鸡蛋打散。

2 将猕猴桃丁和泥一起倒入小锅中，加入清水400毫升，和糖，边煮边搅拌，煮开后调入水淀粉，顺时针搅匀，调成中火，将鸡蛋甩入即可，食用前撒入少许杏仁片，或其他干果和水果粒。

猕猴桃大米粥

材料 猕猴桃120克，大米100克。

调料 白糖2大匙。

做法 1 猕猴桃去皮，切成小块。

2 大米淘洗干净备用。

3 锅内加适量的水，放入大米煮粥。八成熟时加入猕猴桃和白糖，煮至粥完全熟透即可。

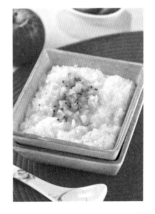

丰胸美体的食补原则

现在有些女性为了达到美胸的效果，盲目偏信广告，乱服一些激素类药品，甚至做整形手术。前者可造成内分泌紊乱甚至致癌，后者风险系数大且并发症较多，长远的丰胸效果也不理想。殊不知，饮食丰胸既有效又安全。

怎样的乳房才美丽

美丽而健康的乳房是女性美丽标志之一。什么样的乳房才算健美的乳房呢？一般公认，健美乳房的标准是：乳房丰满，匀称，柔韧而富有弹性；乳房的位置较高，在第二至第六肋间，乳头位于第四肋间；两乳头的间隔大于20厘米，乳房基底面直径为10～12厘米，基底面到乳头的高度为5～6厘米；形状挺拔，呈半球形；没有任何乳房疾病。当然，乳房具体的形状还取决于本人的体型、胸阔的宽度、躯干的长短等多种因素。

如何吃出健美乳房

补充胶原蛋白

乳房主要由结缔组织和脂肪组织构成，而挺拔丰满的乳房很大程度上依靠结缔组织的承托，胶原蛋白是结缔组织的主要成分，在结缔组织中胶原蛋白常与糖蛋白相互交织成网状结构，产生一定的机械强度，是承托人体曲线，体现挺拔体态的物质基础。

补充铬元素和锌元素

锌元素能促使人体生长、乳房发育，特别是对第二性征的出现和性功能成熟有催化作用。铬元素也是一种活性很强的物质，它能促进葡萄糖的吸收并在乳房等部位转化为脂肪，促使乳房的丰满、臀部的圆润。

补充多种维生素

维生素是美化胸部的重要营养元素。含维生素较多的食物有——维生素C：葡萄、西柚等，可防止胸部变形；维生素E：芹菜、核桃等，有助于胸部发育；维生素A：菜花及葵花子油等，有利于激素分泌。

丰胸的最佳时机

月经周期的第11、12、13天为丰胸最佳时期，从第18天开始此后的七天为次佳的时期，因为在这10天当中，影响胸部丰满的卵巢动情激素是24小时等量分泌的。这也正是激发乳房脂肪囤积增厚的最佳时机。女性朋友应该好好利用每个月这10天，对饮食进行适当调整，适量摄取含有动情激素成分的食物，如：青椒、西红柿、胡萝卜、土豆及豆类和坚果类等，并且要多喝牛奶尤其木瓜牛奶，最好避免可乐、咖啡。

丰胸误区

误区一：产品、手术、药物

很多人为了追求丰满的胸部，会去购买丰胸的产品。但是，此类产品在市场上的质量混杂不齐，丰胸产品市场很不规范，如果买了没有质量保证的产品，也许不但不能丰胸，反而会给身体带来副作用。就算选对了产品，也不能够长期使用，其中多少含有一些激素成分，而且某些时期一定是不能用的，比如怀孕期间、哺乳期间等等。否则很可能会影响到母子双方的体质。最后，一定要提醒大家谨慎地考虑手术"丰胸"的必要性，因为手术对于人体毕竟是一种创伤。同时，手术所选医院也非常重要。

误区二：节食、运动、按摩

有些人会比较奇怪，为什么我节食减肥，体型没瘦，胸部先瘦了。

实际上胸部内有大量的脂肪组织，人体对于体内营养物质的消耗是有一个顺序的，即先消耗体内的糖，再消耗体内的脂肪，最后消耗蛋白质。如果你急速节食减肥，脂肪的分解会造成胸部一下子变形，令身材更不好看。其次，由于胸部内部基本没有肌肉组织，所以某些胸部运动并不会促进胸部变大，反而会减少脂肪，令胸部变小。一定要选择合理的运动，即能够促进血液循环，加强代谢，这样对于胸部的塑形是很有帮助的。如果是按摩，也一定要选用正确的手法，如果力度不当，那么很可能会造成挫伤和压伤。

误区三：文胸的选择、穿戴

长时间佩戴文胸，固然能使胸部保持挺拔，但是如果始终让胸部处于被挤压和承托的状态之中，会导致血液循环不流通，对于健康十分不利。

 ## 养生课堂

中医丰胸有良策

中医丰乳的原理，是补益肝肾脾胃，疏通经络气血，故效果良好而且作用持久。常用的丰胸中药方剂如下：

◎ **六君子汤**：人参、白术、陈皮、半夏、茯苓、甘草。适用于脾胃功能不好的女性。

◎ **大建中汤**：花椒、党参、干姜、饴糖。该方适用于怕冷，食欲不振的女性。

◎ **加味清心莲子饮**：石莲肉、茯苓、人参、黄芩、麦门冬、地骨皮、车前子、甘草、柴胡、白僵蚕。该方适用于精神抑郁，烦躁，失眠，白带量多，有口臭的女性。

◎ **人参养荣汤**：人参、白术、陈皮、当归、白芍、远志、肉桂、熟地、茯苓、黄耆、川芎、五味子、甘草、生姜、红枣。该方适用于气血虚弱的女性。

猪蹄

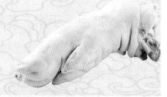

《随息居饮食谱》说猪蹄："填肾精而健腰脚，滋胃液以滑肌肤，助血脉能充乳汁。"

食材解读

猪蹄又叫猪脚、猪手，前蹄为猪手，后蹄为猪脚。人们把猪蹄称为"美容食品"和"类似于熊掌的美味佳肴"，除了因为它的味道鲜美之外，还因为它重要的食补作用。

养生功效

胶原蛋白主要生理作用是做结缔组织的黏合物质，是一种对机体组织起支撑、保护作用的惰性基质，维持皮肤和组织器官的形态和结构。但是，人体大约过了25岁，人体内的胶原蛋白流失的速度就开始加快。人体内的胶原供不应求。

另一方面，女性比男性需要消耗更多的胶原蛋白。经期、生育、人工流产等都会使子宫受到损伤，而子宫内膜由胶原纤维组成，要修复子宫内膜，便需要消耗胶原蛋白。猪蹄内含有大量的大分子胶原蛋白，女性朋友们不约而同地选择了吃猪蹄来补充丢失了的胶原蛋白。

食用叮嘱

猪蹄虽好，但是患有慢性肝炎、胆囊炎、胆结石的人不要多吃猪蹄。另外，睡前不要吃猪蹄，以免增加血液黏稠度。

猪蹄养生食谱

❀ 花生猪蹄大米粥

材料 猪蹄1个，大米半杯，花生2大匙，葱花适量。

调料 盐、味精各适量。

做法 ① 猪蹄洗净，剁成小块，放入开水锅中氽烫，去血水，然后再放入开水中煮至汤汁浓稠。

② 大米洗净，放锅中，加水煮开。

③ 将花生、煮好的猪蹄及汤汁一同放入粥锅中，煮至稠烂，加入盐、味精、葱花调味即可。

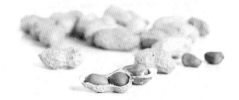

木 瓜

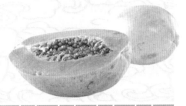

《本草拾遗》说木瓜："强筋骨，下冷气，止呕逆，心膈痰唾，消食，止水利后渴不止"。

食材解读

世界卫生组织公布的2007年健康食品排行榜上，木瓜取代苹果成为健康水果的第一名。作为水果食用的木瓜实际是番木瓜，果皮光滑美观，果肉厚实细致、香气浓郁、汁水丰多、甜美可口、营养丰富，素有"百益之果"、"水果之皇"、"万寿瓜"之美称。

养生功效

木瓜花及木瓜有丰乳之效。木瓜中含有丰富的木瓜酶和维生素A，能刺激女性激素分泌，有助丰胸。

木瓜能疏通乳腺，活化乳房细胞，让乳房吸收更多的脂肪和营养。另外木瓜酶分解食物为乳房提供了丰富的脂肪等营养物质，以供乳房吸收和积累，从而使乳房坚挺，达到丰胸的效果。

此外木瓜还有瘦身的作用。因为木瓜含番木瓜碱，木瓜蛋白酶等。木瓜蛋白酶是独特的蛋白分解酶，可以清除因吃肉类而积聚在下身的脂肪，而且木瓜肉所含的果胶更是优良的洗肠剂，可减少废物在身体积聚。常食木瓜及木瓜粥，可有效预防肥胖症。

食用叮嘱

孕妇、过敏体质者忌食。木瓜性偏寒，因此胃寒、体虚者不宜多吃。同时木瓜中的木瓜碱有一定的毒性，每次食量不宜过多。

木瓜养生食谱

葡萄糖糙米木瓜粥

材料 木瓜40克，糙米50克。

调料 葡萄糖适量。

做法 1 木瓜去皮、子，切块；糙米用清水淘洗干净，再加水浸泡2小时以上。

2 锅置火上，加适量水，放入糙米，以中火煮沸。

3 加入少许葡萄糖，充分搅拌均匀。

4 将切好的木瓜片放入粥中，搅拌均匀后略煮片刻即可。

护发的食补原则

人人都希望自己能有一头健美的秀发，但如果头发枯黄、发白、失去光泽、易折断、分叉和未老早脱，那么你的美丽将大打折扣。影响头发的因素很多，如遗传、饮食营养、保养、精神等因素，其中与饮食营养有密切关系。只要适当地注意饮食，往往可收到较为满意的效果。

健康头发的标准

衡量一个人的头发是否健康可以从以下几个方面判断：头发清洁、整齐，没有头垢、头皮屑；发黑柔润、有自然光泽、具有弹性；色泽统一，不夹杂斑白、黄、棕等颜色；不粗不硬、不分叉、不打结；疏密适中、发长而不枯萎；不因阳光灼晒、电发、烫发的影响而发生变化。

如何吃出亮丽秀发

补充蛋白质

头发干重的98%是蛋白质。所以，人们只有摄取足量的蛋白质，才能保证头发的正常生长和健康。那些失去光泽和弹性，容易脱落，以至无法电烫的头发，经过数月补充富含蛋白质的食品与做好自身养护后，多半可以康复，恢复它原来的健美。蛋白质的吸收也很重要，在吃富含蛋白质食物的同时，吃些如柑橘一类有酸味的水果，可促进胃酸对蛋白质的消化，使人体更好地吸收蛋白质，产生角蛋白，保证头发的健康生长。

多吃富含维生素的食物

要想拥有一头乌黑亮泽的秀发，离不开饮食中多种维生素、矿物质的滋养。

当人体缺乏维生素A时，皮肤下层的细胞容易变性、坏死、脱落，堵塞皮脂腺及毛孔，使皮脂腺分泌的脂类物质无法达到皮肤表面，皮肤变得干涩、粗糙、出现皮屑，尤其是头皮增多，头发也会变得枯干而失去光泽。因此，要注意多吃些富含维生素A的食物。

人们适当食用富含B族维生素的食物，可使头发乌黑亮泽，而多食富含维生素C的食物，则有助蛋白质中胱氨酸物质发挥作用，使头发乌黑。

补充适量的碘、锌、硫

医学专家认为，头发缺少光泽者，宜食用含碘的食物，因为头发的光泽与甲状腺素有关，而碘是甲状腺素的主要成分。

锌也是头发中不可缺少的微量元素，它能使头发保持或再现其黑色。

硫是头发的重要组成部分，有一种含硫的氨基酸物质，可以维持头发的亮泽。

核 桃

《本草纲目》说核桃："治虚寒喘咳、腰脚重疼、心腹疝痛、血痢肠风。"

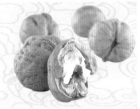

食材解读

核桃又名胡桃，与扁桃、腰果、榛子一起，并列为世界四大干果。核桃在国内享有"万岁子"、"长寿果"和"养人之宝"之誉；而在国外，人称"大力士食品"、"营养丰富的坚果"、"益智果"。其卓著的健脑效果和丰富的营养价值，已经为越来越多的人所推崇。

养生功效

安神健脑黑须发

《食疗本草》载，核桃"通经脉、润血脉、黑须发，常服骨肉细腻光润"。核桃又有"天然维生素E"之称。维生素E是一种自由基清除剂，对软化血管、延缓衰老、促进皮肤发育、增加营养、保护头发的健康润泽都有重要作用。核桃对各种年龄阶段的人都有营养保健滋补养生的功能。此外，核桃的磷脂有增强细胞活力，促进造血，使皮肤光滑细腻，促进伤口愈合、毛发生长，提高脑神经的功能，对增进消化能力，加强机体抗病能力，乃至延年益寿都有着重要作用。由于长期食用核桃产品，特别是核桃油，地中海沿岸居民在标志身体健康的各项数据中有多项指标都居世界前列。

降低胆固醇

核桃中的亚油酸含量居所有植物果实前列。亚油酸又称"美容酸"，它与血液中胆固醇结合生成的脂，溶化点较低，易于乳化、输送和代谢，不易在动脉管壁上积集沉淀，从而改善血液的流变性能，起到预防胆固醇升高和血脂异常的作用。

核桃仁的镇咳平喘作用也十分明显，对慢性气管炎和哮喘病患者疗效极佳。老年人经常食用核桃，既能保健身体，又能抗衰老。

食用叮嘱

核桃含有较多脂肪，所以不要一次吃得太多，否则会影响消化。一般来说，每天服用核桃仁的量，应在40

克左右，相当于四五个核桃。

有的人喜欢将核桃仁表面的褐色薄皮剥掉，这样会损失掉一部分营养，所以不要剥掉这层薄皮。

此外，核桃火气大，含油脂多，吃多了会令人上火和恶心，正在上火、腹泻的人不宜吃。

核桃养生食谱

芦笋桃仁

材料 芦笋300克，鲜核桃仁60克。

调料 盐10克，胡椒粉少许，水淀粉10毫升，绍酒20毫升。

做法 1 鲜核桃仁剥去内皮；芦笋洗净，切成长度一致的段，备用。

2 锅中放油，油热后放入芦笋段快速翻炒，随即放盐和水淀粉翻匀。

3 倒入鲜核桃仁，烹入料酒，撒上胡椒粉提鲜，装盘。

核桃黑木耳粥

材料 核桃仁20克，黑木耳10克，红枣5颗，粳米100克。

调料 冰糖20克。

做法 1 将黑木耳放在温水碗里泡发，去蒂，洗净，撕成瓣片；将粳米淘干净备用；红枣、核桃仁洗净备用。

2 将黑木耳瓣、粳米、红枣、核桃仁一同放入锅内，加入适量水，放大火上烧开，然后改用小火熬，待黑木耳熟烂，粳米成粥后，加入适量冰糖拌匀即可。

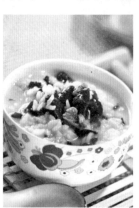

养生课堂

------------------------------ 漫话手疗核桃 ------------------------------

"手疗核桃"也叫"健身核桃"，又称"掌珠"，古时称"揉手核桃"。

把玩核桃之所以能强身健体，在于把玩时指掌的适度运动，调节了身体经络。锻炼时手持两个核桃，沿顺时针或逆时针方向有节奏地转动，每次可练10分钟，每天可练数次。这样主要可以增强指、腕关节的韧性、灵活性和协调性，可增强指力、掌力、腕力，可预防老年人手抖及指关节和腕关节僵直。核桃凹凸不平的表面还可以刺激手掌穴位，可反射性地调节中枢神经系统的功能，起到健脑益智、消除疲劳的作用，同时还有舒经活血、强筋健骨、强壮内脏的功效。因此，老年人坚持把玩核桃对身体是有益的。

芹 菜

《本草纲目》说芹菜："旱芹，其性滑利。"

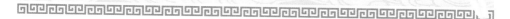

食材解读

青翠芳郁的芹菜，是我国人民非常喜欢的古老佳蔬之一。芹菜原产地中海沿岸和近东的沼泽地带，有水芹、旱芹两种。水芹生在水边湿地，又名水英；旱芹生在平地，因香气浓郁，故别称香芹，因食疗入药效果较好，亦称药芹。

养生功效

中年男人特别怕掉头发。"谢顶"的尴尬，常被自我调侃为"地方支援中央"。

谢顶在医学上称之为雄激素源性脱发，是成年男性中最常见的一种脱发现象，多由雄激素分泌较多和遗传因素综合作用导致。

研究证明，芹菜有比较好的抗雄性激素的作用，因此，在治疗脱发的同时，多吃芹菜，能帮助抑制雄激素分泌。

有家族遗传史的男士在没掉头发之前，就该多吃芹菜，以防止脱发。

食用叮嘱

芹菜有降压作用。芹菜的降压作用炒熟后并不明显，最好生吃或凉拌，连叶带茎一起嚼食，这样吃才能起到良好的降压效果。

芹菜养生食谱

✿ 芹菜双米粥

材料 小米、大米、黄芹菜各适量。
调料 盐少许。
做法 1 芹菜去除根部，洗净，切成段，备用；小米淘洗干净，用清水浸泡20分钟；大米淘洗干净，用清水浸泡30分钟。

2 大米、小米放锅中，加水，大火煮沸，再用小火熬粥。

3 放入芹菜段煮熟，加盐调味。

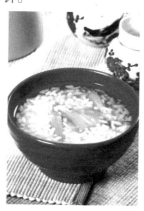

上班族的食补攻略

脑力劳动者的食补原则

脑力劳动者由于思维强度大于体力劳动强度，体质大都虚弱；易患神经衰弱综合征。因此，从健康长寿和提高工作的效率方面考虑，脑力劳动者除了要注意科学用脑外，还要注意合理营养。

脑力劳动者经常处于一种精神压力下或者心理压力下，从而产生一些不适应状况。虽然身体没有明显的疾病，但是体力下降、适应能力减退，失眠，记忆力下降，还会经常头痛。

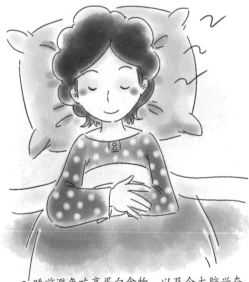

● 睡前避免吃高蛋白食物，以及令大脑兴奋的刺激性食物。

有的人还有心慌、气短、吃饭没胃口，或者腰酸背痛，浑身不舒服。有的人不但全身无力，容易疲劳，而且性功能也跟着下降，还有尿频、尿急等情况。如何通过饮食消除亚健康状况呢？

失眠的食补攻略

失眠多由持续的情绪紧张、焦虑，或大脑持续超负荷引起高级神经活动兴奋过度所致。失眠食补以清淡滋补为宜，进食富含蛋白质、维生素和矿物质的食物，保证获得足够的营养，使机体处于相对平衡状态。含糖成分极高的食物可以帮助入眠，因为吃糖或其他碳水化合物，会迫使血液中提高胰岛素，促使大脑中分泌某种"安定物质"，会让人的心情感到较不紧张、不焦躁及心情平静。另外、多摄取含B族维生素的食物也有助于减轻失眠、疲倦甚至血糖过低的症状。

此外，要想睡个好觉，最好在睡前避免食用含有蛋白质及酪氨酸的食物，因为一旦血液中酪氨酸增加，进入大脑后，可转化为使头脑保持敏锐的化学物质多巴胺和去甲肾上腺素，还会妨碍血清素的产生，容易使大脑兴奋，难以入睡。

视觉疲劳的食补攻略

生活中用眼过度和神经过于紧张会给眼睛带来伤害，但某些营养素的缺乏、饮食结构的不合理都会成为产生眼疾的原因，当人体缺乏某种维生素或微量元素时，视疲劳的症状就容易产生。

补充足够的蛋白质

一般人饮食中蛋白质的摄入量是能够满足需求的。但是对于用眼过度的脑力劳动者来说，蛋白质处于相对不足的状态，蛋白质不足会使眼组织衰老，功能减退，视力下降。所以，过度用眼者应注意摄入蛋白质。

补充适量的铬、锌、硒

铬是人体必需的微量元素之一。体内缺铬时。胰岛素的作用降低，血浆的渗透压上升，眼睛的晶状体和眼房水渗透压即发生改变，使晶体屈光度增加，造成近视。严重缺铬时，就会出现中等程度的空腹高血糖、糖尿、血管变性等现象，这些现象同样对视力有较大损害。锌参与视网膜内维生素A还原酶的组成后发挥作用，该酶与视黄醇的合成有关而视黄醇又直接影响视力。有研究表明，人体摄入含硒多的食物能提高视力。所以，用眼过度的人还应该补充足够的铬、锌、硒。

合理地补充维生素

保健眼睛必须摄取足够的维生素，特别是维生素A、维生素B_2、维生素C。维生素A能参与维持上皮组织，可以预防角膜干燥和软化，增强眼睛在黑暗中的视力。维生素B_2即核黄素，它能保证角膜及视网膜的正常代谢。一旦缺乏就会出现畏光、流泪、视力减弱、眼睑痉挛等症。维生素C是组成眼球晶状体的成分之一，如果缺乏就容易患白内障。正常人的眼内含丰富的维生素C，是血液中的30倍，可以起到抗白内障的作用。如果饮食中能保证维生素C的含量，就可以增加眼睛内维生素C的含量。

记忆力下降的食补攻略

首先补充富含卵磷脂的食物。卵磷脂由甘油、脂肪酸和胆碱组成，是大脑脂质中的重要组成部分，具有控制脑细胞死亡的功能。其次，补充富含乙酰胆碱的食物。乙酰胆碱是神经细胞间传递信息的重要物质，所以补充含胆碱较多的食物能够增强记忆力，提高精神状态。中医学认为，肾"主骨生髓"，所以补肾健脑能够增强记忆力。平日里可以经常食用补肾健脑的食品，有助于增强记忆。

香 蕉

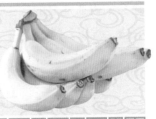

《本草纲目》说香蕉："止渴润肺解酒清脾滑肠；脾火盛者食之，反能止泻、止痢。"

食材解读

香蕉是我们日常生活中常见的水果，传说释迦牟尼吃了香蕉而获得智慧，所以它又被称为"智慧之果"。

香蕉味道香甜可口，药用价值也高，是真正物美价廉的水果。又由于其减肥美容的功效，深受女性朋友的喜爱。

养生功效

常吃香蕉可以缓解紧张情绪

常食香蕉有益健康，能缓解过度紧张，且不会使人发胖，是保持身材苗条、肌肤柔软的佳果。

香蕉中含有一种能帮助人的大脑产生5-羟色胺的物质，它能使人心情愉快，能减轻心理压力、排解紧张、提高注意力、解除忧郁，令人快乐开心。在欧洲，人们就把香蕉称为"快乐水果"。

而且，在睡觉前如能吃上一两个香蕉，还有镇静的作用。

缓解眼睛不适

香蕉保护眼睛的功能首先和其中含量丰富的钾有关。人体摄入盐分过多，会导致细胞中存留大量的水分，引起眼睛红肿。香蕉中的钾可以帮助人体排出这些多余的盐分，让身体达到钾钠平衡，缓解眼睛的不适症状。

此外，香蕉中含有大量的 β - 胡萝卜素。当人体缺乏这种物质时，眼睛就会变得疼痛、干涩、眼珠无光少神，多吃香蕉不仅可减轻这些症状，还可在一定程度上缓解眼睛疲劳，避免其过早衰老。

预防胃溃疡

香蕉中含有一种能预防胃溃疡的化学物质，这种物质能刺激胃黏膜细胞的生长繁殖，产生更多的黏液来维护胃黏膜，提高黏膜的抵抗能力，增强对胃壁的保护，从而起到防治胃溃疡的作用。

胃炎或胃溃疡患者，常吃香蕉或经过干燥处理的青香蕉粉能有效除疾保健。

润肠及治疗便秘

食用香蕉可促进消化，因为香蕉果肉中的果胶可以吸收水分。此外，香蕉还可调整肠道的生态条件，改变肠道细菌种群的消长动态，抑制有害的腐败菌，增加有益的嗜酸细菌，促使肠功能正常化。

治疗皮肤瘙痒和脚气

香蕉果皮中含有抑制真菌和细菌的有效成分——蕉皮素。采用香蕉皮治疗由真菌或细菌感染所引起的皮肤瘙痒症和脚气病疗效十分理想。

患者可精选新鲜的香蕉皮在皮肤瘙痒处反复摩擦，或用香蕉皮捣成泥涂抹，或用香蕉皮煎水洗涤，连续数日，即可痊愈。

食用叮嘱

由于香蕉性寒，脾胃虚寒胃痛腹泻者不宜食用。肾功能不全、尿少、肾炎患者亦不宜吃香蕉，因肾功能受限，其排泄功能下降，使机体内的代谢产物排泄发生障碍，而食用含钾量较高的香蕉会使体内过多的钾难以排出，引起高钾血症，导致心搏骤停以致危害生命。

香蕉属于热带水果，适宜储存温度是11℃～18℃，不能放冰箱里存放。香蕉在冰箱中存放容易变黑，应该把香蕉放进塑料袋里，再放一个苹果，然后扎紧袋口，尽量排出袋子里面的空气。这样香蕉至少可以保存一个星期左右。

香蕉养生食谱

香蕉大米粥

材料 香蕉2根，大米100克。

调料 冰糖适量。

做法 1 香蕉剥去外皮，切成丁盛入盘中备用。

2 锅置火上，放入清水、大米，先用大火煮沸后再用小火熬粥。

3 待粥将成时，加入切好的香蕉丁、冰糖适量搅拌均匀，继续煮至有香蕉味即可。

豆沙香蕉

材料 香蕉2根，豆沙、面粉、鸡蛋液、面包末各适量。

调料 无。

做法 1 将香蕉剥皮，先竖切成两半，放入豆沙，再将两半合起来，横切成小段。

2 香蕉段逐一粘一层面粉，再裹一层鸡蛋液，再粘一层面包末，放入容器中备用。

3 将香蕉段放入油锅中以小火炸至表面金黄即可。

鸡 蛋

《本草纲目》说鸡蛋："微寒。畏醇醋。不宜多食，令人腹中有声，动风气。"

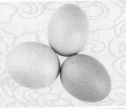

食材解读

鸡蛋是一种常用的食品，与人们的生活息息相关。从婴儿添加辅食起，鸡蛋就成为伴随我们一生的重要食品之一。

那么，食用鸡蛋有哪些益处呢？吃鸡蛋需要注意些什么呢？

养生功效

鸡蛋是一种营养极为丰富的优质蛋白质食品。此外含有丰富的脂肪、碳水化合物、维生素等有益于人体的营养成分。

健脑益智

鸡蛋黄中的卵磷脂、甘油三酯、胆固醇和卵黄素，对神经系统和身体发育有很大的作用。卵磷脂被人体消化后，可释放出胆碱，胆碱会通过血液到达脑内，从而改善各个年龄段人群的记忆力。因此，不管是青少年人，还是中老年人，要保持良好的记忆力，每天应该吃一两个鸡蛋。

保护肝脏

鸡蛋中的蛋白质对肝脏组织损伤有修复作用。蛋黄中的卵磷脂可促进肝细胞的再生；还可提高人体血浆蛋白量，增强机体的代谢功能和免疫功能，防治动脉硬化。美国营养学家和医学工作者用鸡蛋来防治动脉粥样硬化，获得了出人意料的效果。他们从鸡蛋、核桃、猪肝中提取卵磷脂，每天给患心血管病人吃 4~6 汤匙。3个月后，患者的血清胆固醇大幅度降低。这一研究成果，得到世界医学界的关注，各国相继以此法用于临床，均获得满意效果。

预防癌症

鸡蛋中含有较多的维生素B_2，维生素B_2可以分解和氧化人体内的致癌物质，鸡蛋中的微量元素，如硒、锌等也都具有防癌作用。根据对全世界人类癌症死亡率的分析，人们发现癌症的死亡率与硒的摄入量成反比。居民血液中含硒量较高或吃含硒量较丰富的食物的地区，癌症死亡率要低于摄入硒少的地区。

延缓衰老

鸡蛋几乎含有人体所需要的一切营养物质，故被人们称作"理想的营养库"。不少长寿老人的延年益寿经验之一，就是每天必食一个鸡蛋。我国民间流传的许多养生药膳也都离不开鸡蛋。

食用叮嘱

很多人喜欢在加热豆浆时顺便打入几个荷包鸡蛋，认为这样营养价值高，其实不然。豆浆中含有酶蛋白。鸡蛋的蛋清里含有黏液性蛋白，它可以同酶蛋白结合，使蛋白质的分解受到阻碍，降低人体对蛋白质的吸收，因而可使鸡蛋的蛋白质不能被充分利用。

有些人有饮茶的习惯，但是在吃蛋后不应该立即饮用茶水。因为茶叶中的鞣质会阻碍蛋白质、铁、钙、钠、锰等营养成分的吸收，使鸡蛋内的营养成分白白流失掉。有些人喜欢用茶叶水煮鸡蛋，其实这种方法非常不正确。所以说，吃茶叶蛋是不科学的。

有些人喜欢吃鸡蛋，一次吃很多。其实过多食用鸡蛋，会使胃肠消化不掉这么多的蛋白质，从而加重胃肠道的负担。另外在肠道细菌的作用下，有时还会产生各种对人体有害的物质，引起腹泻、腹痛等症状。

鸡蛋养生食谱

❋ 滑蛋韭香炒银鱼

材料 鸡蛋4个，小银鱼200克，韭菜、红椒末、姜片各适量。

调料 盐、酱油各适量。

做法 1 小银鱼洗净汆烫、过油；韭菜洗净切末；姜切片，蛋打散。

2 小银鱼、韭菜、红椒末放碗中，加盐、姜片、酱油调味，搅拌均匀。另起油锅烧热，倒入蛋液，加入所有材料滑炒熟即可。

❋ 鸡蛋牛奶粥

材料 大米适量，燕麦1大匙，鸡蛋1个，牛奶3小匙，丹参1小匙。

调料 无。

做法 1 大米洗净；鸡蛋磕开，取蛋黄；丹参用纱布袋包起来。

2 锅中加水烧开，将大米、燕麦及丹参放入锅中，熬煮成粥。

3 在粥中加入牛奶拌匀，再放入蛋黄稍煮片刻即可。

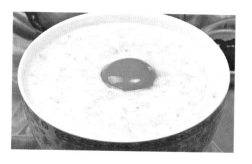

体力劳动者的食补原则

体力劳动是指主要靠体力进行的生产劳动。体力劳动者的健康，与劳动条件劳动环境有着密切的联系。体力劳动的特点之一是消耗能量多，体内物质代谢旺盛，如何饮食才能增强体力，提高劳动效率呢？

体力劳动者多以肌肉、骨骼的活动为主，他们能量消耗多，需氧量高，物质代谢旺盛。一般中等强度的体力劳动者每天可消耗3000～3500千卡的热量，重体力劳动者每天消耗热量达3600～4000千卡，其消耗的热量比脑力劳动者高出1000～1500千卡。另外，有些体力劳动者还可能接触一些有害物质，如化学毒物、有害粉尘以及高温、高湿等恶劣的劳动环境，通过合理膳食，这些有害物质能在一定程度上消除或减轻。

补充热量、增强体能的食补方案

体力劳动者每天消耗的能量多，物质代谢频率高，这就需要有足够的营养和热量供应。劳动时提供热能物质主要是碳水化合物和脂肪。碳水化合物的消化吸收快、氧化分解耗氧少、产能速率高，因此碳水化合物能适应人体劳动时对能量的急迫需求。脂肪的消化吸收速度则较慢，氧化分解时耗氧多，但脂肪贮存的热量较大，1克脂肪在体内产生的热量要比1克碳水化合物产生的热量高一倍多。所以，在长时间劳动时，适当吃点脂肪，对维持人体劳动耐力是较为重要的。

防辐射、噪声和粉尘的食补方案

辐射对人体的伤害主要是骨髓抑制、造血组织功能障碍和外周血白细胞下降以及免疫功能降低。营养学家认为，含有以下几类物质的食物可以防辐射：

◎ **多糖类：**不论是植物、动物或微生物来源的多糖，都具有一定的抗辐射作用。多糖通过活化造血系统和增强免疫力，从而提高机体对辐射的防护能力。

◎ **黄酮类：**黄酮可以通过消除氧自由基起到抗辐射损伤的作用，能够有效地防止辐射导致的组织细胞损伤。

◎ **皂甙类：**皂甙对机体的许多功能起到调节作用，同时也具有辐射防护作用，主要表现在有助于机体免疫功能损伤的恢复。

◎ **生物碱类：**生物碱可以保护造血组织，可通过改善微循环，增加放射损伤部位的供血和供氧，减轻放射引起的病理变化。

◎ **多酚类：**茶多酚有较强的抗氧化能力及消除自由基作用，可减轻射线辐射对细胞的影响，提高细胞功能状态。

◎ **糖甙类：**可降低辐射引起的脾细胞

破坏和外周血畸形红细胞的产生。

◎ **植物蛋白**：对辐射损伤组织的修复及放射损伤的预防和治疗都有显著的疗效。

◎ **胶原物质**：可防止因辐射造成的皮肤衰老和身体伤害。

噪声是隐形的杀手，不但会影响人的听力，还会诱发各种疾病。营养学家认为吃粗粮可以抗噪声，粗粮中富含B族维生素，对人体神经系统有很好的调节作用，可以缓解忧虑和紧张情绪，增加对噪声等的承受力。

体力劳动者难免会接触粉尘，粉尘的机械作用可以损坏呼吸道的上皮细胞，而饮食中的维生素A对上皮细胞有保护作用，可促进上皮细胞的再生。因此，接触粉尘作业人员的饮食中，特别要增加胡萝卜、肝脏等含维生素A和胡萝卜素丰富的食物。胡萝卜素在体内可以转变为维生素A。维生素C可以促进结缔组织的生长和伤口的愈合，所以饮食中补充富含维生素C的新鲜黄绿色蔬菜，对防止和治疗粉尘引起的上呼吸道损伤有一定的好处。

高温体力劳动者的食补方案

高温重体力劳动者的膳食要进行精心调配，主食应尽可能安排细粮，或者粗粮细做，提高消化率，同时要尽量供给富含蛋白质的食物。

为了补充水、盐的需要，早晚餐应多喝稀粥，三餐中适当增加一些含盐分较多的食物，还可配制一些清凉饮料。为了提高机体耐热力，要增加含钾丰富的食物，为了补充维生素的损失，应尽量多吃各种新鲜蔬菜和瓜果，以确保身体健康，从事正常劳动。

 养生课堂

体力劳动者饮食小建议

要适当增加蛋白质摄入，蛋白质除了满足人的身体需要以外，还能增强对各种毒物的抵抗力。例如，从事汞作业的人，更应多吃蛋白质的食物，以使体内含蛋蔬基酶免受汞的毒害、每天多吃豆腐或豆制品，最好每天吃一两个鸡蛋，再适当吃些肉类、鱼类、牛奶、豆浆等，大体可以满足需要。

供给充足的维生素和无机盐，这不仅能满足人体的需要，而且可以保证某些特殊工种的劳动者身体不受危害。例如，夏天从事高温作业的人往往大汗淋漓，体内容易缺乏维生素C，每天需要补充150毫克左右。在膳食中要增加新鲜蔬菜和水果，同时供给低钙、正常磷的膳食，以减少铅在体内的蓄积。

牛肉

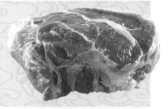

《本草纲目》说牛肉："黄牛肉，安中益气，养脾胃。水牛肉，消渴，补虚。"

食材解读

牛肉营养价值仅次于兔肉。是中国人的第二大肉类食品。

牛肉中含有较高的蛋白质，而脂肪含量却很低。牛肉不仅味道鲜美，还能提高机体的抗病能力，对生长发育及手术后及病后调养的人特别适宜，素有"肉中骄子"的美称。

养生功效

牛肉性味甘温，属温补肉食品，有补中益气、健脾养胃、强筋健骨、消肿利水等功效。

牛肉是健身治病的良药，可治疗慢性腹泻、脱肛、面浮足肿等。病后体弱、血气两亏，常用可以很快恢复健康。

牛肉的胆固醇比鸡肉、鱼和蛋要低，适量的脂肪是健康均衡饮食的基本组成部分。它们提供吸收维生素A、维生素D、维生素E以及维生素K所需要的脂肪酸，而且是能量的浓缩来源。

食用叮嘱

牛肉不宜常吃，一般以每周吃一次为宜，而且最好以吃清炖牛肉为佳。由于牛肉不易熟烂，烹饪时可在锅内放一个山楂、一块橘皮或一点茶叶。

牛肉养生食谱

✿ 枸杞子牛肉汤

材料 牛肉60克，草决明、枸杞子、黄精各15克，生姜2片。

调料 盐、味精各适量。

做法 1 草决明、枸杞子、黄精、生姜分别洗净；牛肉洗净，切块。

2 将所有材料（枸杞子除外）放锅中，加适量水，大火煮沸，改小火慢煲，2小时后，放枸杞子煮开，用盐、味精调味即可。

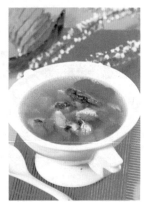

兔 肉

《本草纲目》说兔肉："凉血，解热毒，利大肠。"

食材解读

兔肉包括家兔肉和野兔肉两种，家兔肉又称为菜兔肉。兔肉属于高蛋白质、低脂肪、少胆固醇的肉类，兔肉含量含蛋白质高达70%，比一般肉类都高，但脂肪和胆固醇含量却低于所有的肉类，故有"荤中之素"的称法。每年深秋至冬末其味道更佳，是肥胖者和心血管病人的理想肉食，全国各地均有出产和销售。

养生功效

兔肉是高温作业工人十分理想的肉食品，可以补充体内蛋白质等营养的消耗。兔肉中的磷脂具有较强的乳化作用，可使血浆胆固醇保持悬浮不沉积，同时有抑制血小板黏聚的作用。因而可以防止或延缓动脉粥样硬化斑块形成及血栓形成，是中老年人、高血压、动脉硬化、冠心病及脑血管病患者理想的食品之一。

兔肉中含有的优质蛋白质、维生素E、烟酸等有保护皮肤细胞活性、维护皮肤弹性等作用。所以，常食兔肉，能使皮肤变得细腻、光泽。

食用叮嘱

兔肉性偏寒凉，凡脾胃虚寒所致的呕吐、泄泻忌食。

兔肉养生食谱

❀ 玉竹兔肉煲

材料 黄芪、玉竹各30克，兔肉250克，枸杞子、桂圆各适量。

调料 盐适量，味精少许。

做法 1 兔肉洗净放锅中，加3倍量的水，煮沸后捞出，洗净，切成小方块。

2 黄芪、玉竹去杂质，洗净放入洁净布袋中。

3 将兔肉及药包一并放入锅中，倒入清水适量，下桂圆、枸杞子、盐，大火煮沸后，改用小火煲。

4 2小时后取出药包，用味精调味即可食用。

栗子

《本草纲目》说栗子："益气，厚肠胃，补肾气，令人耐饥。"

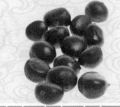

食材解读

栗子果肉金黄，独具风味，历代文人墨客，对其颂扬备至，屡见于诗词。杜甫有"羞逐长久社中儿，赤鸡白狗睹梨栗"的诗句。

在民间，栗子素有"干果之王"之美誉。

板栗受益时间长，产量稳定，且营养丰富，美味可口，故素有"铁杆庄稼"之称。

养生功效

栗子是碳水化合物含量较高的干果品种，能供给人体较多的热能，并能帮助脂肪代谢。保证机体基本营养物质供应。具有益气健脾，厚补胃肠的作用。

栗子含有丰富的维生素C，能够维持牙齿、骨骼、血管、肌肉的正常功能，可以预防和治疗骨质疏松、腰腿酸软，筋骨疼痛、乏力等症状，延缓人体衰老，是体力劳动者理想的保健果品。

食用叮嘱

栗子虽是美食、良药，但多食可滞气，影响食欲，故每次不宜大量食用。另外，栗壳解参之力胜于萝卜，故不宜与参同服。

栗子养生食谱

❀ 板栗白菜冬菇汤

材料 板栗100克，白菜250克，火腿适量，生姜1块，冬菇4朵，红椒丝少许。

调料 鸡汤、盐各适量，白糖、香油各少许。

做法 ① 将大白菜、火腿、生姜、冬菇洗净后切片；板栗洗净后蒸熟，去壳取肉。

② 油锅烧热，放入姜片炒香，注入鸡汤，加入板栗，用中火煮至八成熟。

③ 再加白菜、冬菇、火腿，调入盐、白糖用大火煮熟，淋上香油，撒上红椒丝即可。

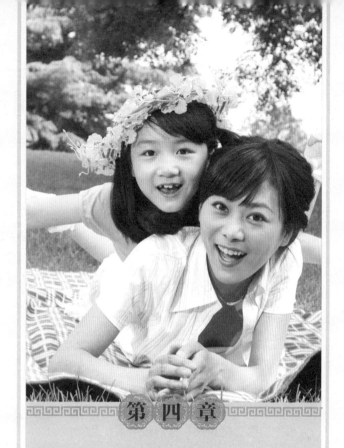

第　四　章

顺应四时，将食补进行到底

许多人都认为冬季是进补的最佳季节，反而忽略了其他季节的进补需求。其实，人体的生命活动，不论季节变化与否，都在一刻不停地进行着。因此，为了达到健康长寿的目的，进补不应局限于一季一时，而应当顺应季节的变化，将食补进行到底。

春季食补，养肝补气

春季食补要诀

春季食补，养肝为先

春季补五脏应以养肝为先。中医认为，肝脏也像春天一样，具有启动人体五脏生机的作用。而且，肝脏在春天功能最旺盛，所以肝气通于春，春天是补肝、养肝、治肝病的最佳时节。补肝应注意"五多五少"。

◎ 多主少副：多吃主食，少吃副食。大米、白面含糖量高，营养较丰富，又容易消化吸收。其他杂粮和豆类，虽然营养价值很高，但难以消化吸收。

◎ 多菜少果：多吃蔬菜，少吃水果。蔬菜含有丰富的维生素、膳食纤维和矿物质，有疏通血管和疏通肠道的特殊功能，是人们三餐离不开的宝贝。水果中营养较丰富，能帮助消化，但因含有较多的鞣酸，若多吃，不仅伤脾胃，也伤肝肾，影响消化吸收。

◎ 多奶少肉禽蛋：即多喝奶类，少吃肉禽蛋类。鸡鸭鱼肉蛋含有丰富的蛋白质、脂肪、矿物质和部分维生素，但胆固醇、动物性脂肪含量高，多食容易使人发胖，危害健康。

◎ 多水少油：即多饮水，少吃油。油能融化脂溶性维生素A、维生素D、维生素E、维生素K，改变食物的口味，提供人体所需的能量，然而过多食用，容易发胖，诱发高血脂、高胆固醇、动脉粥样硬化等心脑血管疾病。

◎ 多彩少单：即多吃五颜六色的食物，少吃口味单调的食物。人体五脏各有所爱，肝爱绿。春天肝最累，应多吃些肝脏喜欢的绿色食物。

多甜少酸，以养脾胃

"春日宜省酸增甘，以养脾气。"这是因为春季为肝气旺的季节，肝气旺则会影响到脾，所以春季容易出现脾胃虚弱病症。酸性食物入肝，甜性食物入脾。多吃酸味的食物，会使肝功能偏亢，还可引起胃酸分泌障碍，影响消化吸收，应少食酸涩、油腻之物，以增强脾胃功能。另外，初春阳气初发，辛甘之品可助春阳。故春季饮食调养，宜选择辛、甘温的食品，忌酸涩生冷的食品，以养脾胃。

饮食清淡，防止上火

春季人易上火，小便赤黄、便

秘、舌苔发黄。因肝火上升，致使肺阴更虚，肺结核等病菌容易乘虚而入。由于春季气温变化较大，加上细菌，特别是病菌开始繁殖，活力增强，容易侵袭人体而致病，因此，春季饮食应清淡，多食绿色食品，以保证摄取足够的维生素和矿物质，增强机体免疫力，防止上火感冒。蔬菜和水果中的维生素C具有抗病毒的功能，胡萝卜等黄绿色蔬菜含有的维生素A具有保护和增强上呼吸道黏膜和呼吸器官上皮细胞的功能，从而抵抗各种致病因素的侵袭。青色卷心菜、花菜等绿色蔬菜中的维生素E具有提高人体免疫功能、增强机体抗病能力的作用。食用菌是春天的天然保健品，其含有的钙和多糖可以增强机体抵抗病原体的能力。

巧用饮食，消除"春困"

春天气候转暖后，体表的毛细血管因舒展而需要增加血流量，脑组织的血流量相应减少，脑组织供氧不足，容易感到困倦、疲乏、昏昏欲睡、情绪不稳、多梦、思维活跃而难以集中，这就是所谓的"春困"。尤其年老体弱多病者，对不良刺激承受能力差，春季常多愁善感，烦躁不安。适当的饮食调养有助于消除"春困"。首先要合理安排三餐热量的摄入，早餐的摄入热量最多，中餐次

之、晚餐最少。春季里饮食宜清淡，甜食、肥腻和难消化的食物，容易使人疲惫、体温、血糖降低，情绪低落，工作效率下降。另外，要保证摄取足够的优质蛋白和水果蔬菜。蛋白质能合成各种酶，增强身体的抗氧化能力，消除疲劳。新鲜蔬菜和水果、菌藻类、奶类等，可以中和体内的"疲劳素"——乳酸，以缓解身体疲劳的症状。此外，维生素B_1、维生素B_6、维生素B_{12}等B族维生素是缓解压力、营养神经的天然解毒剂，是消除疲劳必不可少的营养素，也是最容易缺乏的维生素，适量补充对慢性疲劳综合征的人尤其有益。

春吃野菜，防癌抗癌

春天是各种野菜生长旺盛的季节，野菜不仅营养丰富、味道鲜美、药用价值也很高。鱼腥草、蒲公英、穿心莲、车前草等野菜也具有一定的防癌、抗癌功效。

但野菜本身就具有一定的药性，并非人人都适合食用。野菜多为寒凉性，脾胃虚弱者食用极易引起消化不良，甚至引发腹痛、腹泻等症状。即使是正常体质的人，也不宜多食野菜。对紫外线比较敏感和过敏体质的人也应慎食。另外，因其食物纤维含量比较高，婴幼儿消化能力弱，也不宜多吃。

菠 菜

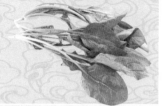

《本草纲目》说菠菜："通血脉，开胸膈，下气调中，止渴润燥。"

食材解读

春季，诸多蔬菜中，鲜、绿、嫩的菠菜深受人们的青睐。菠菜，根丹红，叶碧绿。秋不畏寒，初春不怕冷，总是绿油油一片。宋朝诗人苏东坡曾咏曰："北方苦寒今未已，雪底菠薐如铁甲。"

养生功效

养肝明目

菠菜是春季的时令蔬菜，中医学认为，春季补五脏应以养肝为先，菠菜是春季养肝的佳蔬，菠菜养血滋阴，对春季里常因为肝阴不足引起的高血压、头痛目眩、糖尿病等有较好的治疗作用。

降低脑卒中风险

菠菜中含有丰富的叶酸，每100克菠菜的叶酸含量高达347微克，名列蔬菜之首。叶酸是一种B族维生素，是人体造血的基本原料。一旦缺乏叶酸，最明显的就是红细胞生产量减少，导致巨幼细胞性贫血，其中老年患者比较多。菠菜中还含有铁，叶酸和铁能够促进红细胞的合成，提高血液携氧量，从而加快血液循环。从这个角度讲，吃菠菜能降低脑卒中的风险。

润燥滑肠，通利大便

俗话说得好：要长寿，肠常清。保持肠道清洁，大便顺畅，使停留于肠道中的代谢废物和未被消化的食物残渣顺利地排出，可以使人体免受毒素的侵害，从而为健康长寿打下良好的基础。

菠菜就是一种能润肠通便，有助于保持肠道健康的蔬菜。菠菜性味甘寒滑润，金代名医张从正认为，菠菜通便效果好而性柔和，很适合体质较差的人服用，他强调："凡人久病，大便涩滞不通及痔瘘，宜常食菠菜，滑以润燥，大便自然通利。"

防止大脑老化

专家发现，菠菜中的 β - 胡萝卜素可以有效地防止太阳光所引起的视网膜损害。中老年人每周吃2～4次菠菜，可降低视网膜退化的危险。菠菜中所含类黄酮物质，可防治老年人眼睛黄斑变性，延缓黄斑退行性变与老化。研究认为，菠菜含有大量抗氧化剂，能消除人体内的氧化剂。而这些氧化剂是人体老化、记忆力减退原因之一，因此常吃菠菜可防大脑老化。

预防及缓解糖尿病

菠菜叶中含有一种类胰岛素样物质，其作用与胰岛素很相似。糖尿病人尤其2型糖尿病人，经常吃菠菜可使血糖保持稳定。

提高男性性能力

菠菜能促进肌肉生长，提高性能力。菠菜中含有的脂肪酸和叶酸，能为肌肉的合成提供能量，叶酸还能够加快通往生殖器官的血液循环，提高性能力。

当然，菠菜对于男性来说，更吸引人的优点是其富含的叶酸和铁能够促进红细胞的合成，提高血携氧量，从而加快血液循环。从这个角度讲，菠菜也能够提高性生活质量。

菠菜养生食谱

菠菜拌黑木耳

材料 菠菜、黑木耳各100克，胡萝卜丝20克。

调料 姜末、盐、醋、香油、蒜油、味精各适量。

做法 1 菠菜去叶取根茎洗净切段；黑木耳浸好洗净切丝。菠菜茎、黑木耳均入沸水中汆烫，捞起用凉水漂凉。

2 将处理好的菠菜茎、黑木耳、胡萝卜丝、姜末加盐、味精、醋，淋香油、蒜油拌匀即成。

✿ 菠菜猪血汤

材料 猪血1块，菠菜250克，葱1根。

调料 盐、香油各适量。

做法 1 猪血洗净，切块；葱洗净，葱绿切段，葱白切丝。

2 菠菜洗净，汆烫后切段。

3 起过热油，爆香葱段，倒入清水煮开，放入猪血、菠菜，煮至水滚，加盐调味，熄火后淋少许香油，撒上葱丝即可。

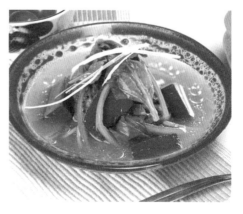

香 椿

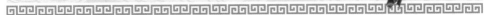

《本草纲目》说香椿："白秃不生发，取椿、桃、楸叶心捣汁，频涂之。"

食材解读

香椿不仅为我国特有的名贵树种，而且是尚好的时令蔬菜。香椿的嫩芽、嫩叶、种芽为高档的精美蔬菜，产品香气浓郁，风味鲜美，是春季饭桌上不可或缺的佳蔬。

养生功效

香椿含香椿素等挥发性芳香族有机物可健脾开胃、增加食欲，还具有清热利湿、利尿解毒的功效。

随着春季的到来，细菌开始滋生，香椿对金黄色葡萄球菌、痢疾杆菌、伤寒杆菌、肺炎球菌、绿脓杆菌等具有明显的抑制作用和灭杀作用，可以辅助治疗肠炎、痢疾、泌尿系统感染。

香椿所含楝素的挥发性气味能透过蛔虫的表皮，使蛔虫不能附着在肠壁上而被排出体外。

香椿还具有美容功用。民间常用香椿芽捣烂取汁敷面，以滋润肌肤，治疗面疾，美容养颜效果颇佳。

食用叮嘱

香椿是季节性蔬菜，很多人喜欢把它冻藏起来，周年食用。但是，香椿速冻之前也要氽烫一下。氽烫后的香椿不但易于保存，还可以除去2/3以上的亚硝酸盐和硝酸盐，同时还可以更好地保存香椿的绿色。

香椿养生食谱

❈ 香椿豆腐粥

材料 米饭1碗，豆腐1块，香椿适量。

调料 清汤适量。

做法 ① 香椿择干净，切成末；豆腐放入开水中煮一下，切成末。

② 将锅内放入清汤、米饭一同煮至米饭软烂，再放入豆腐末、香椿末稍煮即可出锅食用。

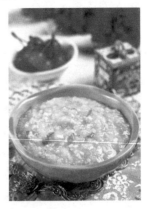

竹笋

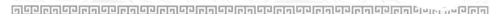

《本草纲目》说竹笋："消渴，明目，解酒毒，除热气，健人。"

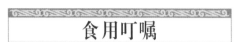

食材解读

竹笋是竹的幼芽。顾名思义，春天破土而出的是"春笋"；夏秋时节收获的叫"夏笋"；冬季收藏在土中的便是"冬笋"。而以春笋最为常见。光是我们可以吃的竹笋就有毛竹笋、淡竹笋、麻竹笋、慈竹笋……少说也有80多种。竹笋再一加工，又摇身化作笋干、笋衣、笋丝、腌笋、酸笋、笋脯……真是"笋"丁兴旺。

养生功效

中医学认为，竹笋可以利水道、益气、化热、消痰、爽胃，也就是具有清凉退火的功效。这是因为竹笋是属于寒性的食物，但是寒性又不是很强烈，严格来说只是"微寒"。所以竹笋具有生津止渴的效果。"利水道"，就是指竹笋有利尿的作用。

春夏阳气上升之际，很多人都会"上火"，出现小便黄赤、颜色较深的症状，此时可以使用竹笋当做养生的蔬菜。

食用叮嘱

竹笋含有难溶性草酸钙，尿道、肾、胆病患者不宜多食。

竹笋养生食谱

❀ 小炒岷笋

材料 A：竹笋、瘦肉丝各适量。B：青红椒丝、姜丝、葱丝各少许。

调料 盐、鸡精、香油各适量。

做法 1 竹笋切丝，洗净，入高汤中加盐、鸡精煨入味，捞出沥干。再烧热油锅将笋丝干煸出水分。

2 油锅烧热，将处理好的材料A爆香，下材料B炒匀，加盐调味，淋香油即可。

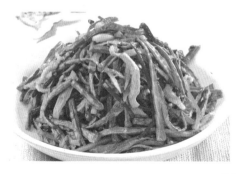

夏季食补，养心护体

夏季食补要诀

清淡饮食，开胃健脾

注意粗细搭配

夏天气温高，出汗多，饮水多，胃酸被冲淡，消化液分泌相对减少，胃肠功能减弱致使食欲不振，再加上天热人们贪吃生冷食物造成胃肠功能紊乱或因食物不清洁易引起胃肠不适。因此，夏季饮食应清淡而又能促进食欲，这样才能达到养生保健的目的。三餐安排注意细粮与粗粮要适当搭配吃。荤食与蔬菜配置合理，应以青菜、瓜类、豆类等蔬菜为主，辅以荤食。

多吃利水渗湿的食物

因为夏天湿气重，易侵入人体。外湿入内，使水湿固脾，脾胃升降失调，运化功能产生障碍，就会积水为患。常吃利水渗湿的食物能健脾，脾健而升降运化功能恢复，便可以行其水湿。

补充适量蛋白质

夏季的营养消耗较大，而天气炎热又影响人的食欲。除注意饮食清洁和清淡为主外，还要注意补充适量的蛋白质，如鱼、瘦肉、蛋、奶和豆类等都是最佳的优质蛋白。

饮食要有节制

夏季饮食要注意节制，按时进餐，不能想吃就吃、不想吃就不吃。这样会打乱脾胃功能正常活动，使脾胃生理功能紊乱，导致胃病发生。此外，不能暴饮暴食，就是不能过饱，尤其晚餐更不应饱食。谚语说："晚饭少一口，活到九十九。"《黄帝内经·素问》指出"饮食有节"，"无使过之"。

补水、补盐、补维生素C

夏季人体水分和盐丢失较多，应多喝水，并适量饮些淡盐水。但切忌饮水过多，以免增加心脏和消化系统的负担，还会引起"水中毒"应采取少量多次的方法。暑天出汗多，随汗液流失的钾离子也较多，由此造成的低血钾现象会引起倦怠无力、头昏头痛、食欲不振等症状。新鲜蔬菜和水果中含有较多的钾，可以适当多食。

炎热环境下汗液排出水溶性维生素增多，尤其是维生素C，极易造成人体维生素含量的不足。有人测定，每毫升汗液中维生素C可达10微克，如果排汗5毫升将损失50微克，因此，夏天人体维生素的需求比普通标准要高1倍以上。新鲜蔬菜和成熟水果含维生素C极为丰富，食之有益。

渴勿暴饮，饮勿过寒

炎炎夏日，适当进食一些冷饮或饮料，能起到一定的祛暑降温作用，但贪凉饮冷，助生内寒。生冷食物是寒性食物，寒与湿互结于脾胃引发胃肠疾病。饮料品种较多，大都营养价值不高，还是少饮为好，多饮会损伤脾胃，影响消化，引起恶心、呕吐等。大量冷饮进入肠胃后，特别是碳酸饮料，需要体内水分稀释，使人体更易受暑热侵袭。同时，冷饮进入体内，体内温度骤降，暑热积聚体内某些部位无法散发，则会使中暑的概率加倍。因此，渴勿暴饮，饮勿过寒。要少吃生冷食物，少冷饮，特别是冰。否则贪凉饮，虽然一时舒适，但会造成出汗不畅，引发中暑，还会引起体内寒邪侵袭，导致腹痛、腹泻。

多食"苦味"，清心除烦

入夏后，由于气温升高，有的人身体与气候不相适应，造成自主神经紊乱，出现头昏脑涨、疲乏无力、四肢酸痛、倦怠嗜睡、胸闷气短，精神不振，体重减轻，工作效率低下，甚至低热不退（体温在37℃～37.4℃之间波动），并且伴有口淡无味、食欲不佳等症状。这就是人们常说的"苦夏"。中医讲这是"暑伤气"。

引起"苦夏"的原因大约有两种：一种是体质因素，平时胃肠道消化吸收功能较虚弱，如果饮食失节，饥饱失宜，偏嗜生冷，损坏肠胃，以致抵抗力减弱，就很容易患"苦夏"；二是气候因素，夏季天气炎热，空气中湿度较高，暑湿邪气乘虚而入，人们白天身处炎日之下，夜晚纳凉露宿，或吹风扇，开空调过量，暑因寒发，容易得病。

"苦夏"不是一种疾病，但对工作、生活和学习都会造成不良影响。清淡饮食，少吃油腻食物有利于减轻症状。苦味食品具有解热除湿、抗菌消炎、增进食欲、促进血液循环、清心除烦、醒脑提神的作用。多吃苦味食品有利于调节身体阴阳平衡，帮助度过"苦夏"。

另外，夏季高温多雨，人体容易出现阳热过盛、暑湿困脾、津液损伤等。中医认为，"夏属火，主心"，夏天天气炎热，影响人体内阴阳平衡，人火气大，容易出现烦躁、激动、失眠等症状，即中医所谓的"上火"。苦味食品是"火"的天敌，宜适当进补，有助于"除烦祛火"。

西瓜

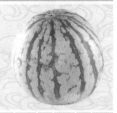

《本草纲目》说西瓜："消烦解渴，解暑热，疗喉痹，宽中下气，利小水、治血痢。"

食材解读

在炎炎暑日，挥汗如雨之际，如果面前有一只皮青瓤红的西瓜，一定会令人口舌生津，垂涎欲滴。素有"冷如冰雪甜如蜜"美称的西瓜确实是一种理想的消暑佳品。

养生功效

清热解暑，补充营养

中医认为，西瓜味甘淡，性寒，具有清热解暑、生津止渴、利尿等功能。西瓜被视为"天然白虎汤"，外感暑热发烧、多汗时，饮用几杯西瓜汁，可使人心清气爽，烦躁顿消。所以自古民间就流传着"暑天半个瓜，药物不用抓"的说法。

夏天气温高，人们往往食欲下降而出汗很多，人体容易缺乏水分。食用西瓜，比吃其他水果能够得到更多的水分；而且西瓜含有无机盐类，这对于补充因出汗而损失的盐类有很大益处。对于因中暑食欲减退的患者，

西瓜不仅可以补充营养，而且有清凉、解渴、促进食欲的功效。

大多数人在吃完西瓜瓤后，都会将西瓜皮扔进垃圾桶。其实，西瓜皮的清热解暑作用比西瓜瓤更好。西瓜皮又称"西瓜翠衣"。中医认为，西瓜翠衣性凉味甘，具有清热解暑、泻火除烦、生津止渴、利小便的作用，常用来治疗暑热烦渴、小便短少、水肿、口舌生疮等。此外，西瓜皮还具有较好的解酒作用，盐渍西瓜翠衣拌以糖醋可以醒酒解毒。

西医认为，新鲜的西瓜皮除含丰富的维生素和烟酸外，还有多种有机酸及钙、磷、铁等矿物质，有清热、解毒、利尿、降血压的作用，对高血压、水肿、肾炎、烫伤、水肿等疾病有良好的辅助治疗作用。

清咽利喉、泻火消肿——西瓜霜

西瓜霜是西瓜经炮制后最外层薄皮上附有的一层粉末，为西瓜皮和皮硝混合制成的白色粉粒状结晶，形似粗盐，遇热即化。

古代医书指出："西瓜霜，治咽

喉口疾，双蛾喉痹，命在须臾。"中医学中有"咽喉口齿诸病皆属火"之说，将咽喉、口舌、齿龈的红肿、疼痛、化脓等归为"火"的表现。

西瓜霜具有清热泻火、消肿止痛的功效，将它吹敷患处，能清热消肿，适用于急性咽喉炎、急性扁桃体炎，对口舌生疮也有一定疗效。现代医学研究发现，西瓜霜含有铁、锰、铜等10多种人体所需的微量元素和多种抗菌消炎成分。

西瓜霜不仅是一剂百年口咽疾病的良药，也是一剂外用良药，对烧烫伤、脓疱疮、臁疮、褥疮等症有良好的去腐生肌、拔毒排脓、更新疮面的作用。

食用叮嘱

不要吃切开过久的西瓜。夏天气温高，西瓜切开过久易变质繁殖病菌，食用了会导致肠道传染病。

中医认为，在感冒初期，吃西瓜会使感冒加重或延长治愈的时间。此外，肾功能不全，口腔溃疡患者，心脏病患者，糖尿病患者应慎吃西瓜。

西瓜养生食谱

西瓜炒蛋

材料 西瓜500克，鸡蛋150克。

调料 盐适量。

做法 1 将鸡蛋打入碗内，搅成蛋液；西瓜瓤洗净，切成丁，用干净纱布包好，挤去部分水分，放进盛有鸡蛋液的碗内加盐调匀，备用。

2 锅置火上，加油烧热，放入调好的鸡蛋瓜丁糊，炒熟即可食用（也可先将鸡蛋液炒成七成熟，再将西瓜瓤倒入）。

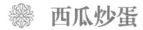 瓜皮排骨汤

材料 西瓜皮200克，猪排骨100克。

调料 盐适量。

做法 1 西瓜皮清洗干净，削去外皮，切成丁。

2 猪排骨洗净，剁成小块，放入沸水中氽烫熟，捞出备用。

3 向煲内注入适量清水，大火煮沸后，投入处理好的西瓜皮丁、猪排骨块，小火慢煮，30分钟后，用盐调味即可。

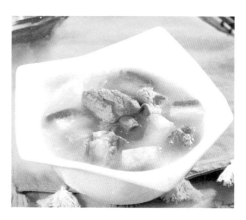

绿 豆

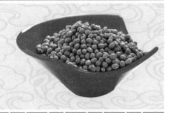

《本草纲目》说绿豆："肉平，皮寒，解金石、砒霜、草木一切诸毒。宜连皮生研，水服。"

食材解读

绿豆是一种豆科、蝶形花亚科豇豆属植物，原产印度、缅甸地区。现在东亚各国普遍种植，非洲、欧洲、美国也有少量种植，中国、缅甸等国是主要的绿豆出口国。种子和茎被广泛食用。根据营养专家分析，绿豆的预防疾病指数为245.93，生命力指数为2.87。

养生功效

绿豆性味甘、寒、无毒，有清热解毒、祛暑止渴、利水消肿、明目退翳、美颜养肤之功效。可治疗夏日皮炎、痱子、丹毒、流感、麻疹等。据传，神医华佗为关云长刮骨疗毒后，还是饮绿豆汁促进伤口愈合的。现代医学研究发现，绿豆对葡萄球菌有抑制作用。绿豆能解毒、保肝，能润肤美容，能防止动脉粥样硬化的血脂上升，能解铅中毒，能预防癌症化疗后的毒性反应，对消化、泌尿系统起保护作用。

食用叮嘱

绿豆虽为解热祛暑佳品，但其性味寒凉，故脾胃虚弱，肾阳不足及体质虚寒者不宜常食用。

绿豆养生食谱

✿ 南瓜绿豆汤

材料 南瓜300克，山药30克，绿豆、薏仁各50克。

调料 盐适量。

做法 1 南瓜洗净，切块；山药洗净，切薄片；绿豆、薏仁分别洗净。
2 锅内放清水、绿豆、薏仁以大火烧开，撇去浮沫。加山药片、南瓜块，烧开后改小火慢炖至南瓜块、山药片成糊，绿豆酥烂，加盐。

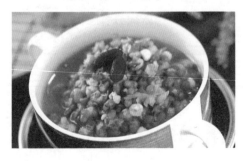

苦瓜

《本草纲目》说苦瓜："除邪热，解劳乏，清心明目，益气壮阳。"

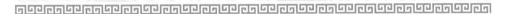

食材解读

民间谚语："人讲苦瓜苦，我说苦瓜甜，甘苦任君择，不苦哪有甜。"苦瓜具有特殊的苦味，但仍然受到大众的喜爱，这不单纯因为它的口味特殊，还因为它具有一般蔬菜无法比拟的神奇作用。

养生功效

苦瓜气味苦、无毒、性寒，入心、肝、脾、肺经，具有清热祛暑、明目解毒、利尿凉血、解劳清心、益气壮阳之功效。夏日出汗较多，胃口缺乏，食欲不振，而苦瓜的苦味可刺激味觉，增进食欲，帮助消化，从而起开胃消食的作用，是夏日人们健身、开胃、清暑的佳蔬。

夏季是青春痘的多发季节。进入夏季，气温骤然升高，人体出汗多，皮脂腺分泌皮脂增加，加上衣服不透气或与身体摩擦，容易导致痤疮生成。而苦瓜具有降血脂、养颜美容、促进新陈代谢等功能。

食用叮嘱

苦瓜性凉，脾胃虚寒者不宜食用。苦瓜含奎宁，会刺激子宫收缩，引起流产，孕妇慎食！

苦瓜养生食谱

✿ 苦瓜肋排煲

材料 猪肋排500克，苦瓜120克，咸菜30克。

调料 味精适量。

做法 1 猪肋排用温水洗净，斩成小块，放沸水锅中烫，去血水，捞出备用；苦瓜去皮、瓤，洗净，切成小块；咸菜洗净。

2 猪肋排块放瓦罐中，倒水，用小火煲1小时后放苦瓜块、咸菜。中火煮，加味精调味即可。

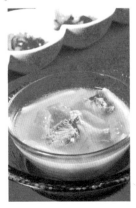

秋季食补，润肺护胃

秋季食补要诀

少辛多酸，以平肺气

秋季饮食要遵循"少辛增酸"的原则，当以健脾、补肝、清肺为主，多吃清润甘酸的食物。所谓少辛，就是要少吃一些辛味的食物，这是因为肺属金，通气于秋，肺气盛于秋，肺主辛味，肝主酸味，辛能胜酸，秋季要减辛以平肺气，增酸以助肝气，以防肺气太过胜肝，使肝气郁结。多吃含酸较多的食物，可以增加肝脏的功能，抵御过盛肺气的侵入。

滋阴润燥，益中补气

秋季是从立秋至立冬3个月的时间，天气由热转寒、阳消阴长。中医讲"春夏养阳，秋冬养阴"。燥是秋季的主气，这个时节的人体极易受燥邪侵袭而伤肺。秋燥又可分为"温燥"和"凉燥"，前者见于初秋天气尚热或久晴无雨的时候，后者则见于深秋天气转凉之时。但无论温燥还是凉燥，其结果都会导致阴津耗损，出现皮肤干燥和体液丢失等症状，并伤及人体肺部，可表现为口干、唇裂、

鼻塞、咽痛、阵发性干咳，甚至流鼻血或咯出带血的痰等一系列类似上呼吸道感染的"干燥症"。肺主皮毛，肺的功能受到抑制，机体可能出现供氧不足，造成皮肤瘙痒、毛发枯萎等，还可出现便秘症状。

肺主一身之气，因此要防治干燥症，关键在于养肺。饮食上要柔润温养，尽量选择水分多且容易消化吸收的食品来滋润干枯的五脏六腑。多食滋养润燥、益中补气的食品，可以起到滋阴、润肺、养胃、生津的补益作用。而秋天盛产的蔬果不但新鲜，也正是秋季保养的最佳食品。

秋季进补，排毒先行

秋季是弥补由于夏季气候炎热造成营养不足的好季节，适当的食补能量更有助于御寒。但人在经历夏季炎热和冷饮的"冰火两重天"后，脾胃功能往往会减弱。如果此时贸然进补，会骤然加重脾胃负担，使长期处于疲弱状态的消化系统不堪重负，导致消化功能紊乱，出现胸闷、腹胀、厌食、腹泻等症状。而且，秋季进补的饮食往往高油高脂，这些食物

代谢后产生的酸性有害物质如不及时排出，滞留在体内会伤害到身体。因此，秋季进补前不妨先排排毒。胡萝卜、大蒜、葡萄、无花果等有助排肝毒；黄瓜、樱桃等有助排肾毒；魔芋、黑木耳、海带、苹果、草莓等有助排肠毒，都可适当多吃一些。

多吃蔬果、消除"秋愁"

中医认为，秋天内应于肺，悲忧最易伤肺；肺气脾气一虚，机体对外界病邪的抵抗力就下降，使秋天多变的气象诸要素(气温、气压和湿度等)更易作用于人体而致病。

因此，秋日应多食一些有助于改善情绪的食物，帮助消除"秋愁"。适当多吃甜食，尤其是阴雨天时，可以提高血糖水平，保障脑部的能量供应，从而增加活力，减轻忧郁。如果觉得甜食不利健康，可以多吃水果。蔬菜和水果中含有的丰富的叶酸，有助于改善叶酸缺乏血清素降低引起的失眠、健忘、焦虑等症状。

此外，肉、鱼、蛋、奶和豆类食品中含有的色氨酸能提高身体中5－羟色胺的水平，可以让我们的大脑产生满意感，保持愉快的心情。

秋季饮食切记"四不"

◎ **不要暴饮暴食**：到了秋季，人们刚刚经历过苦夏的煎熬，胃口大开，食欲大增。一般人往往进食过多，俗话称"长秋膘"，但是，这个时候也要注意饮食适量，不能放纵食欲，大吃大喝。

◎ **不要多吃刺激食品**：秋天应当少吃一些刺激性强、辛辣、燥热的食品，如尖辣椒、胡椒等，应当多吃一些蔬菜瓜果，如冬瓜、萝卜、苹果、香蕉等。另外，为避免各种湿热之气积蓄，提倡吃一些辛香气味的食物如芹菜。

◎ **不要过于生冷**：由于秋季天气由热转凉，人体为了适应这种变化，生理代谢也发生变化。饮食特别注意不要过于生冷，以免造成肠胃消化不良，发生各种消化道疾患。

◎ **不可胡乱进补**：秋天是适合进补的季节，但是进补不可乱补，应注意不要无病进补和虚实不分滥补，要注意进补适量，忌以药代食。

● 秋季应当多吃一些新鲜蔬菜、瓜果，少吃带辣、刺激性食物。

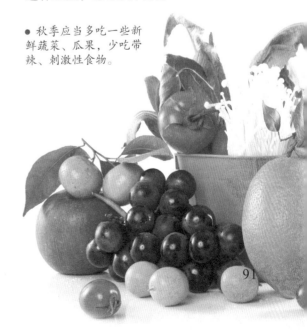

银耳

《本草纲目》说银耳："味甘性平，（常食）可益气不饥，轻身强志。"

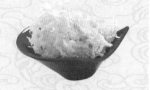

食材解读

银耳，又称白黑木耳、雪耳。原本是一种生长在深山幽谷，密林深处干枯木头上的真菌，色白如银，历代都将银耳看做是"延年益寿之品"、"长生不老良药"，是山珍海味中的"八珍"之一。

养生功效

秋冬气候干燥，易引起燥咳，应多吃银耳。银耳能增强体液免疫及巨噬细胞吞噬能力，不但有抗感染功能，还有促进骨髓造血、抗辐射、增强肿瘤患者对放疗、化疗的耐受力。银耳具有很强的润滑作用，经常食用可将体内的大部分毒素带出体外。对老年人便秘有效。银耳含有类阿拉伯树胶，对皮肤角质层有良好的滋养和延缓老化作用。

食用叮嘱

银耳虽好，但并非人人皆宜，咳嗽多痰，或阳虚畏寒者，均不宜食用银耳，若食后有大便泄泻者也不适宜。变质的银耳会引起食物中毒，严重者会危及生命。因此选购时一定要注意。

银耳养生食谱

银耳红枣木瓜羹

材料 木瓜1个，银耳1朵，红枣、莲子各适量。

调料 冰糖适量。

做法 1 木瓜洗净，去皮、子后切成小块备用；银耳用温水泡至完全回软后，洗净备用；红枣温水泡发洗净；莲子泡发后，去除莲心，洗净备用。

2 将锅内放水，加入所有材料及调料，先用大火烧开后，然后改用小火煲1～2小时即可。

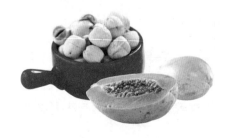

梨

《本草纲目》说梨："梨，润肺清心，消痰降火，解疮毒、酒毒。"

食材解读

梨为蔷薇科植物白梨、沙梨、秋子梨、西洋梨等的果实，多分布在华北、东北、西北及长江流域各省。8~9月间果实成熟时采收，鲜用或切片晒干。主要品种有秋子梨、白梨、沙梨、洋梨四种。

梨即"百果之宗"。因其鲜嫩多汁，酸甜适口，所以又有"天然矿泉水"之称。

养生功效

中医学认为，梨味甘、酸，性凉，无毒，入心、肺、胃三经，具有清热解毒、润肺生津、止咳化痰、润肠通便等功效。

梨常用于热病伤津、心烦口渴、痰热咳嗽、口干消渴、噎嗝反胃、大便秘结、饮酒过度等。梨对肝炎患者有保肝、助消化、促食欲的作用。

食用叮嘱

梨性寒凉，一次不要吃得过多。脾胃虚弱的人不宜吃生梨，可把梨切块煮水食用。

梨养生食谱

雪梨糯米粥

材料 糯米半杯，雪梨1个，黄瓜1根，山楂糕1块，枸杞子少许。

调料 冰糖1大匙。

做法 1 糯米清洗干净，用清水浸泡6小时；雪梨去皮、核，洗净，切块；黄瓜洗净，切条；山楂糕切条，备用。

2 糯米放入锅中，加水，大火煮开，转小火煮约40分钟，注意搅拌，不要糊底，煮成粥。

3 雪梨块、黄瓜条、山楂糕条加入粥锅中，拌匀，用中火煮沸，再加冰糖、枸杞子调味。

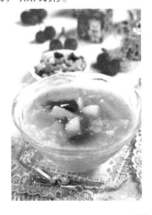

南瓜

《本草纲目》说南瓜："甘温，无毒，补中益气""多食发脚气，黄疸。"

食材解读

《本草再新》解说南瓜："平肝和胃，通经络，利血脉，滋阴水，治肝风，和血养血，调经理气，兼去诸风。"

养生功效

平喘消肿

秋天到，南瓜俏。经过一整个夏天的日照和生长，南瓜积累了丰富的营养。

南瓜含有丰富的维生素A、维生素E，可增强机体免疫力，对改善秋燥症状大有裨益。南瓜有平喘、消肿的作用，常吃能够预防哮喘、支气管炎等秋季多发病。

降血糖

南瓜中还含有丰富的果胶和微量元素钴。果胶可延缓肠道对糖和脂质的吸收，不但适合不想肥胖的中青年食用，而且被广大妇女称为"最佳美容食品"。

食用叮嘱

由于南瓜性温，素体胃热炽盛者应少食，气滞中满者应慎食。南瓜忌与羊肉同食。

南瓜养生食谱

南瓜百合粥

材料 大米、百合各100克，南瓜（切块）150克，枸杞子数粒。

调料 白糖适量。

做法 1 大米淘洗干净，用清水浸泡30分钟；百合去皮，洗净切瓣，余烫水烫透备用。

2 将大米下锅加水，大火烧沸，下南瓜块，转小火煮约30分钟后下入百合、枸杞子及调料。

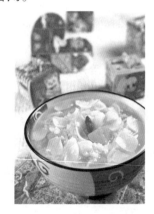

莲藕

《本草纲目》说莲藕："止渴去热，安心止痢，治腰痛及泄精。多食令人欢喜。"

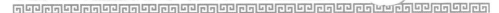

食材解读

莲藕原产于印度，很早便传入了我国，因其微甜而脆，被我国人民广泛种植。莲藕可生食也可做菜，而且药用价值也很高，在清咸丰年间被钦定为御膳贡品。

养生功效

止血化瘀

中医认为，藕味涩性平，入肝、肺、胃经。因为具有收涩止血和化瘀的作用，是一种很好的止血药，能缓解各种出血。鲜藕汁，每日早晚各服半杯，可以治肺结核出血、鼻流血。

养胃滋阴，益气养血

生藕性寒，有清热除烦之功，特别适合因血热而长"痘痘"的患者食用。煮熟后由凉变温，有养胃滋阴、健脾益气养血的功效，是一种很好的食补佳品，特别适合因脾胃虚弱、气血不足而表现为肌肤干燥、面色无华的人。

食用叮嘱

藕节含有2%左右的鞣质和天门冬酰胺，有很好的止血功能。

莲藕养生食谱

莲藕绿豆汤

材料 鲜藕片200克，新鲜绿豆50克，姜片少许。

调料 A：高汤适量；B：胡椒粉、鸡精、盐各少许。

做法 1 锅置火上，下藕片煮5分钟，用凉水冲净。

2 锅内加高汤，烧开下所有材料同炖，至绿豆酥烂时，加调料B调味。

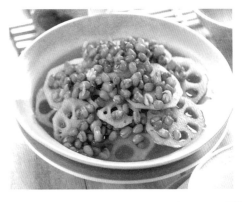

冬季食补，养神护肾

冬季食补要诀

冬季食补，首当养肾

冬季天气寒冷，人体代谢水平降低，容易受寒冷侵袭，致使抵抗力下降，阴阳失衡，出现怕冷，手脚冰凉，肾虚者腰酸腿疼，体虚力乏。中医认为，寒为阴邪，易伤阳气。由于人身之阳气根源于肾，所以寒邪最易中伤肾阳。由此可知，数九严冬，若欲御寒，首当养肾。合理地补肾养肾，会起到事半功倍的效果。

动物肾脏含有丰富的蛋白质、脂肪、多种维生素及某些微量元素，具有补肾益精、滋补强壮的功效。海参和虾可补肾益精、滋阴壮阳。另外，肉类、鸡蛋、动物骨髓、黑芝麻、山药等也有不同程度的补肾功效。

多摄取产热的食物，增强抗寒能力

多吃温阳益气的食物

冬季应适当增加蛋白质、脂肪和碳水化合物这三类产热营养素的摄入，如主食和含少量糖分的甜食，尤其是鱼类、奶类等优质蛋白质及脂肪的摄入。中医认为，羊肉、桂圆、韭菜、核桃、小米等食物具有温阳益气的作用，多吃可以提高御寒能力。

多吃富含维生素的食物

寒冷气候使人体氧化功能加强，机体消耗维生素多，饮食中应及时补充。维生素A能增强人体耐寒能力，维生素C可提高人体对寒冷的适应能力。因此，冬季应适当增加动物肝脏、胡萝卜、南瓜等富含维生素A的食物，以及新鲜蔬菜、水果等富含维生素C的食物的摄入量。

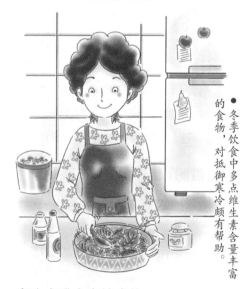

● 冬季饮食中多点维生素含量丰富的食物，对抵御寒冷颇有帮助。

多吃含碘丰富的食物

甲状腺激素是人体内的产热激素。甲状腺素由碘和酪氨酸组成，酪

96

氨酸可由体内合成，但是碘却必须依靠"外援"。因此，冬季应适当多吃点海带、紫菜、贝壳类等含碘丰富的食物。

多吃含蛋氨酸较多的食物

蛋氨酸是人体必需的八种氨基酸之一，它通过转移作用可提供一系列耐寒适应所必需的甲基。寒冷气候使得人体尿液中肌酸的排出量增多，脂肪代谢加快，而合成肌酸及脂酸、磷脂在线粒体内氧化释放出热量都需要甲基。在冬季应多摄取含蛋氨酸较多的食物，如芝麻、葵花子、酵母、乳制品、叶类蔬菜等。对于老人来说，不妨多吃点猪血。猪血中氨基酸比例与人体非常接近，易吸收，适合消化功能减退的老人食用。

饮食宜温热松软，少咸多苦

黏硬、生冷的食物多属阴，冬季吃这类食物易损伤脾胃。而食物过热易损伤食道，进入肠胃后，又容易引起体内积热而致病；食物过寒，容易刺激脾胃部血管，使血流不畅，而血量减少将严重地影响其他脏腑的血液循环，有损人体健康。因此，冬季饮食宜温热松软。

冬天肾的功能偏旺，如果再多吃一些咸味食品，肾气会更旺，从而极大地伤害心脏，使心脏力量减弱，

影响人体健康。因此，专家建议，在冬天里，要少食用咸味食品，以防肾水过旺；多吃些苦味食物，以补益心脏，增强肾脏功能。常用食物如槟榔、橘子、猪肝、羊肝、大头菜、莴笋、醋、茶等。

适当吃冷有益处

冬天外界气候虽冷，但人们穿得厚，住得暖，活动少，以致体内积热不能有效散发，再加上冬季饮食所含热量较高，很容易导致胃肺火盛。由于天冷，人们户外活动少，因此易发胖，尤其是胸、腹部和臀部。

除了注意体育锻炼外，多吃些凉菜，能促进身体自我取暖。多消耗一些体内蓄积的热量，从而达到减肥目的，确保健康。

冬季吃"黑"，益肾强肾

根据中医学"五行学说"和"天人相应"观点，冬天最能发挥保健功效的莫过于"黑色食品"。黑色食品如黑米、黑豆、黑芝麻、黑木耳、黑枣、黑菇、黑桑葚、魔芋、乌骨鸡、乌贼鱼、甲鱼、海带、紫菜等。中医学认为，肾主藏精，肾中精气为生命之源，黑色独入肾经，食用黑色食品，能够益肾强肾，增强人体免疫功能，延缓衰老。在冬天进食则具特色，可谓是冬天进补的佳肴和良药。

萝卜

《本草纲目》说萝卜："利关节，理颜色，
练五脏恶气，制面毒，行风气，去邪热气。"

食材解读

萝卜营养十分丰富，在我国民间有"萝卜上市、医生没事"，"萝卜进城，医生关门"，"冬吃萝卜夏吃姜，不劳医生开药方"，"萝卜一味，气煞太医"之说。

萝卜肉质脆嫩多汁，形美色艳，是百姓餐桌上常见的滋补佳蔬。

养生功效

萝卜越辣越防癌

萝卜是一种良好的防癌、抗癌食品。萝卜中所含的大量维生素C具有抑制癌细胞生长的作用。

亚硝胺为致癌物，萝卜中的酶类具有分解亚硝胺的作用，使致癌物质失去作用。

萝卜中还含有一种抗肿瘤抗病毒的活性物质，能刺激细胞产生干扰素。此物质对人的离体食管癌、胃癌、鼻咽癌、子宫颈癌等癌细胞均有显著的抑制作用。

萝卜顺气助消化

萝卜具特有的辣味，生食可助消化、健胃消食、增加食欲。吃过肉类等油腻食物后，生吃萝卜可解腻爽口使脘腹舒坦；过食甘薯而胃酸胀满烧心时，生吃萝卜或嚼咸萝卜可消食顺气。同时，生萝卜还能促进胆汁分泌，帮助消耗脂肪。

帮助消化，增强食欲

冬季气候干燥，嗓子容易出现干涩等不适症状，如果用嗓较多还容易引发急性咽喉炎等问题。

生吃萝卜可以保护嗓子，白萝卜维生素、矿物质以及药性都强于其他品种的萝卜，而且生吃比熟吃效果要好，辅助治疗疾病的效果更明显。对于一入冬就容易嗓子疼，甚至容易得扁桃腺炎的人来说，每天用新鲜的生白萝卜榨汁喝有助于预防和缓解。

有口腔溃疡的人，还可以用白萝卜汁漱口。哮喘患者，再加上一点甘蔗、梨或者藕汁，辅助治疗的效果会更好。

萝卜缨也是宝

陈旧的萝卜缨治疗咽喉疾患，民间流传已久。外用白萝卜苗，治疗一切积热，咽喉肿痛，口舌生疮，闷热烦躁，喉痹，二便不通等症。食疗用白萝卜带缨切块与烧鸭煨成汤，作咽喉患者的食疗，效果非常好。

萝卜子可导滞消食，平喘止咳

萝卜子就是常见中药莱菔子。有导滞消食的作用，用于食积不化，脘腹胀闷，嗳气食臭，泻痢不爽。成药"保和丸"就是以萝卜子为主要成分的。萝卜子还可以降气化痰，具平喘止咳祛痰作用，外用可行气活血，治疗血瘀作痛。

食用叮嘱

萝卜为寒凉蔬菜，阴盛偏寒体质者、脾胃虚寒者不宜多食，胃及十二指肠溃疡、慢性胃炎、单纯甲状腺肿、先兆流产、子宫脱垂等患者少食萝卜。服用人参、西洋参时不要同时吃萝卜，以免药效相反，起不到补益作用。

萝卜养生食谱

❀ 萝卜丸子汤

材料 白萝卜500克，羊肉末300克，鸡蛋1个，葱花、香菜叶各适量。

调料 水淀粉、味精、盐各适量。

做法 1 将白萝卜洗净去皮，切丝；羊肉末内加鸡蛋、葱花、水淀粉和少许盐、味精，制成肉馅，备用。

2 锅内加入水烧开后转成中火，将肉馅制成小丸子投入锅中，开锅后放萝卜丝。

3 再次开锅后，将汤盛入碗中，撒入香菜。

❀ 猪腰萝卜双花汤

材料 猪腰2个，菜花200克，胡萝卜1根，西蓝花50克，洋葱半个。

调料 盐适量，酱油1大匙，味精半小匙，高汤6杯，葱油少许。

做法 1 将猪腰对半剖开，去净内部白色筋膜、腰臊，洗净后切成片；菜花、西蓝花洗净切小朵；胡萝卜、洋葱洗净后切块待用。

2 热油，炒软洋葱，下猪腰片、胡萝卜块、酱油拌炒，加高汤煮沸。下菜花、西蓝花、盐、味精煮至入味，淋葱油即可。

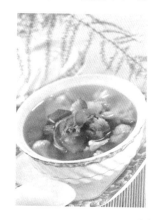

白菜

《本草拾遗》说白菜："甘温无毒，利肠胃，除胸烦，解酒渴，利大小便，和中止嗽。"

食材解读

白菜古称"菘"，是我国古老的特产。全国各地均有种植，尤其以北方地区为多。因其物美价廉，便于贮藏，食用方法多样，又富于营养价值。因此自古以来一直受人喜爱，被誉为"菜中之王"。

养生功效

白菜微寒、味甘、性平，归肠、胃经。有解热除烦、通利肠胃、养胃生津、除烦解渴、利尿通便、清热解毒的功效，非常适宜长期食用。

冬天是吃白菜的好季节。白菜含有丰富的膳食纤维和维生素C，可以补足冬天蔬果摄取的不足，中医药性偏寒的白菜，也可以平衡体内的燥热之火。

一般人冬季常吃热量高或滋补的食物来御寒保暖，一不小心就很容易补过头，偏寒性的白菜正好可以帮忙疏解，平衡体内的热。尤其对于燥热体质、喉咙痛的人也很合适。

食用叮嘱

腌制白菜的时间不要太久。因为白菜腌制过久，白菜中的硝酸盐可还原成可能致癌的亚硝酸盐。

白菜养生食谱

虾米醋熘白菜

材料 白菜700克，虾米10克。

调料 胡麻油、料酒各5克，酱油10克，白糖20克，醋15克，盐2克，味精1克，水淀粉8克，花椒油适量。

做法 1 将白菜去外帮，取其心，切成小片，放入沸水锅内汆烫一下，捞出沥干水分，备用。

2 炒锅上火，放胡麻油烧热，下入发好的虾米和酱油、盐、醋、料酒、白糖，加入白菜片翻炒。

3 加入清水少许，大火煮开，待汤烧开时，用水淀粉勾芡，然后放入味精调味，最后淋上花椒油，盛入盘内即可食用。

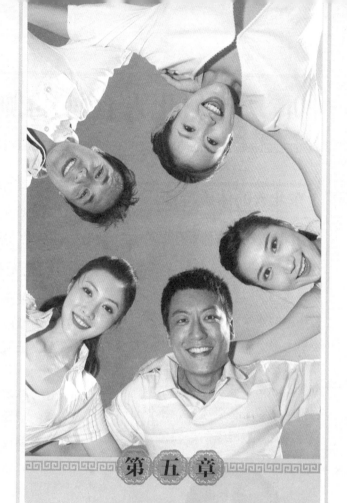

第五章

天南地北，
食补有侧重

「一方水土养一方人。」不同的人处在不同的自然环境和社会环境中，体质也是不同的，这就要求疾病的治疗或者养生的方法也不尽相同。本章根据各个地区人的体质特点，设计了多套不同的食补方案，希望能将健康带给您。

东北人食补的侧重点

东北人的体质特征

东北人多阳虚体质

严冬是大自然赐予东北地区的得天独厚的大冷库，可以无限量、无代价的储存各种食品。肉类可以埋在雪下或淋水挂上冰衣长久保鲜，蔬菜也可以埋在雪下保鲜保色。可以冻豆腐、冻奶、冻干粮、冻水果。东北人不惧冰雪，喜爱冰雪，不仅夏季嗜食冷冻食品以降温防暑特色，冬季里也喜欢冷冻食品爽口开胃。冷冻的食品最易伤人体的阳气，所以这一饮食习惯导致东北地区的人体质多偏阳虚。

● 建议东北人应多吃些含维生素多的蔬果，以调整体内的酸碱平衡度。

东北人多酸性体质

东北地区的人爱吃肉食，这一饮食习惯应当说是东北民众在数千年甚至更长久历史上的 饮食生活基本特点之一。东北拥有大小兴安岭和长白山脉，林木繁茂。深山密林中是一个丰饶的猎场，野生动物颇多，可供食用的兽类也有很多。东北还有辽河、黑龙江、松花江、镜泊湖、五大连池等江河湖泊，其中的水产资源也十分丰富。由于东北气候寒冷，肉食无疑给人们提供了热量，帮助人们度过寒冷的冬季。但是，专家认为，肉食是造成酸性体质的主因。酸性体质是百病之源，健康人体是呈弱碱性。由于东北气候寒冷，碱性食物，例如蔬菜、水果的种类和数量都有限，所以，这也是造成东北人多酸性体质的原因。

东北人多气虚体质

东北地区冬季持续时间长，春秋气温也比较低，所以导致东北地区的人多气虚。

蘑 菇

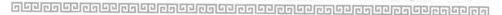

《本草纲目》说蘑菇："益肠胃，化痰理气。"

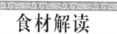

食材解读

鲜蘑菇中含蛋白质、脂肪、糖类、膳食纤维、维生素C、B族维生素、钙、磷、铁。另外，蘑菇中共含十八种氨基酸，八种人体必需的氨基酸。氨基酸中的赖氨酸和亮氨酸含量相当丰富。

养生功效

预防肝病

东北人大多喜爱喝酒，因为酒可加快血液循环，抵御寒冷，但酒易伤肝，常大量饮酒会破坏肝的解毒功能，所以需加大力度采取饮食补养。研究发现，微量元素硒对肝癌细胞具有选择性杀伤和抑制作用，对正常肝细胞却没有明显影响。所以，补硒可以防治肝病。人体内存储硒的能力很弱，因此需要经常食用含硒较高的食品才能获得足够的硒。蘑菇就是摄取硒的好来源。蘑菇中所含的硒元素，不但数量较高，而且容易被人体吸收，喜欢喝酒的人应多吃一些。

促进钙吸收

东北地区气温较低，人们虽喜寒冷，但到了冰天雪地之季也多懒于外出，无法从阳光中得到部分维生素D，很容易缺钙，所以需加大食补力度。蘑菇中维生素D的含量比大豆高20倍，是海带的8倍。而维生素D能帮助人体吸收钙，有益于骨骼的健康。维生素D天然来源不多，其中牛奶和某些鱼类含有维生素D，日光中的紫外线也可促使人的皮肤合成维生素D，所以蘑菇无疑是天然食物中维生素D的重要来源之一。

巧选蘑菇可排毒

东北人多肉食，少蔬菜，固体内会积累很多毒素，需及时清肠排毒。人体内的毒素，主要包括外源性毒素和内源性毒素。外源性的毒素包括进入人体的细菌、病毒、污染的大气、食物添加剂、残留农药、重金属等。内源性毒素是指人体在新陈代谢过程中所产生过多的酸、嘌呤、糖、脂等不同种类的蘑菇，具有不同的排毒功效，如香菇抗病毒，草菇排重金属，松茸抑瘤，柳蘑降糖降脂，鸡腿蘑排酸，牛肝菌排嘌呤。因此一定要根据自己的身体特点选购蘑菇，才能收到良好的效果。

食用叮嘱

中国的毒蘑菇种类多，分布广泛。所以误食毒蘑菇中毒的情况时有发生。

简单介绍一种鉴别有毒蘑菇的方法：煮蘑菇的时候，在锅内放进几粒白米饭。如果白米饭变黑，说明那就是毒蘑菇，不可食用。如果米饭没有变黑，那就是无毒蘑菇，可以食用。

蘑菇养生食谱

❀ 水晶慈姑烩虾米

材料 慈姑、冬瓜、虾米、玉米粒、青豆、葱、姜各适量。

调料 盐、味精、水淀粉、胡椒粉、香油、料酒各适量。

做法 1 将慈姑清洗干净，去皮切滚刀块；冬瓜洗净切条，放入水中煮熟，出锅放入凉水中浸泡；干虾米加适量清水、料酒、葱、姜蒸制备用。

2 锅中加适量清水，加入虾米、慈姑略煮，再放入冬瓜、玉米、青豆，大火烧开后小火炖制。

3 调入盐、胡椒粉，水淀粉勾芡，淋香油、加味精出锅即可。

❀ 二菇鸡块汤

材料 鸡半只，香菇3朵，洋菇5朵，小油菜150克，葱、蒜、姜各适量。

调料 A：酱油、水淀粉各1大匙，料酒半小匙，胡椒粉、鸡粉各少许；B：蚝油、料酒、白糖、水淀粉各1小匙，酱油1大匙，香油少许。

做法 1 鸡洗净切块，加调料A腌后入滚油中略炸，捞出沥油；小油菜洗净汆烫后沥干；香菇、洋菇均洗净，切片。

2 油锅烧热，爆香葱段、蒜末、姜片及鸡块，放入调料B，放入香菇片、洋菇片煮约5分钟，盛入砂锅内，改中火煮至鸡熟，放入小油菜稍煮即可食用。

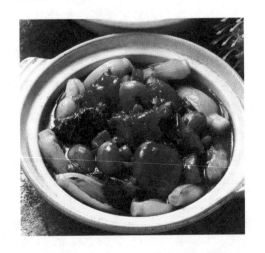

松 子

《本草纲目》说松子："肥五脏""逐诸风，温肠胃。久服，轻身延年不老。"

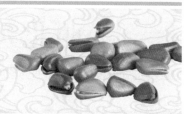

食材解读

松子是松树的种子，又称海松子，为东北土特产、黑龙江特产的重要代表。因其味香脆可口，养生、疗疾、健美作用强，松子享有"木本油料王"之称，有延年益寿"长生果"、"养人宝"的美誉。

营养成分

松子的营养价值很高，含丰富的蛋白质，碳水化合物以及矿物质钙、磷、铁和不饱和脂肪酸等营养物质。

养生功效

中医学认为，松子具有滋阴润燥，补气充饥，润肺止咳，润肌养颜，熄风，滑肠通便的功效。现代营养学研究认为，松子中所含的脂肪酸大部分为不饱和脂肪酸，具有完善脑的结构，增强脑细胞代谢，促进和维护脑细胞功能的作用，因此，青少年常吃松子，有利于生长发育，健脑益智。中老年人常吃松子，有利于抗老防衰，增强记忆力。此外，松子健脑益智的功效，还与其含有丰富的磷有关。松子为东北特产，极适合北方人食用。

食用叮嘱

脾虚腹泻以及多痰患者慎食松子。松子油性较大，属于高热量食品。而东北人平时肉食较多，体内脂肪量本已很大，吃得太多会使体内脂肪增加，每天食用松子的量以20～30克为宜。

散装的松子最好放在密封的容器里，以防油脂氧化变质。

松子养生食谱

松仁粳米粥

材料 松仁1大匙，粳米3大匙。

调料 无。

做法 1 粳米淘净，放入锅中，加适量水煮粥。

2 将松仁和水研末做膏，加入粥内，煮沸2～3次即可。

西北人食补的侧重点

西北人的体质特征

西北人多阴虚体质

导致西北地区人多阴虚的原因可分为气候因素和饮食因素。西北深居内陆，加上高大山脉对湿润气流的阻隔，来自海洋的湿润气流难以到达，所以降水稀少。以新疆为例，一年中流入新疆上空的水汽仅11540亿吨，以夏季最多，冬季最少。加上新疆境内陆面蒸发2257亿吨，新疆上空全年的水汽总量为13797亿吨，相当于长江流域的1/5左右，黄河流域的1/3。

此外，西北地区多风，紫外线强烈也是造成西北人阴虚体质的重要气候要原因。

西北地区是少数民族聚居地。其中哈萨克族居民的日常食品主要是面食、牛羊马肉和奶制品，很少食用蔬菜；因为游牧生活所限，常食熏烤肉类。锡伯族居民饮食烹调方法多为煎、腌、烤，口味偏好咸辣，吃鱼多为腊腌，喜食"哈特混素吉"（一种腌制咸菜）。

此外，西北地区的汉族人喜欢吃辛辣的食物，这也是导致西北人体质多阴虚的重要原因。

西北人多气虚体质

我国西北部地区的地形以山地和高原为主。海拔较高，空气稀薄，所以导致西北人的体质多气虚。

养生课堂

高原反应吃什么

番茄、豆制品可防高原反应

多吃抗氧化食物，能预防高原反应。番茄、橘子、豆制品、茶叶等食物富含维生素E、维生素C、大豆异黄酮等营养成分，具有很强的抗氧化作用。

增加蛋白质摄入

进入高原地区，机体蛋白质代谢加强，必须食用足够的优质蛋白，如瘦肉、鸡蛋、鱼、牛奶、虾等，蛋白比例占到总能量的15%。

人参果

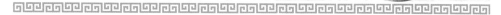

《本草拾遗》说人参果："人参果秋时红如血，其功尤能健脾。"

食材解读

人参果果实形状多似心脏形和椭圆形，成熟时果皮呈金黄色，有的带有紫色条纹，有淡雅的清香，果肉清爽多汁，风味独特。

人参果对人体健康有很大的好处，曾被医学界称之为"生命之果"、"抗癌之王"。

营养成分

人参果低糖，高蛋白，富含多种维生素、氨基酸及微量元素。

养生功效

人参果味甘平，具有健胃补脾，生津止渴，益气补血的作用，非常适西北地区的人们食用。

人参果被认为是"抗癌之王"，因为它富含的维生素C、维生素B$_1$、维生素B$_2$以及胡萝卜素，具有预防肿瘤的作用。

其中所含的维生素C还能软化血管，刺激造血功能，增强机体抗感染能力，对防治坏血病、各种急性传染病、肝胆疾病以及过敏性疾病等均有较好的疗效，对身体健康有很大的好处，在日常生活中可适当摄取。

食用叮嘱

糖尿病患者不宜多吃甜味人参果。而应常食低糖人参果。

人参果养生食谱

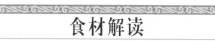

人参果炒肉片

材料 人参果250克，猪肉100克，葱花、姜末各适量。

调料 盐、味精各少许，料酒、酱油各适量。

做法 1 先将人参果去蒂、清洗干净、切成片，再将猪肉洗净，切成薄片，备用。

2 锅内加油，烧热后下肉片煸炒，七八成熟时加入人参果片和调料，炒熟装盘即可。

黄花菜

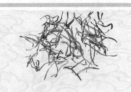

《本草纲目》说黄花菜："性味甘凉无毒，解烦热，利胸膈，安五脏，煮食治小便赤涩。"

食材解读

黄花菜是甘肃特产，又名金针菜、忘忧菜，为百合科植物萱草的花冠。其色泽金黄，香味浓厚，食之清香、爽滑、嫩娇、甘甜，是道很美的佳蔬食材。

养生功效

经常适量食用黄花菜,对防病健身、延年益寿大有裨益。如有习惯性便秘的老人，经常吃些黄花菜，既能健胃补脾，又能润肠通便，还可补气养血安神，极适合西北人食用。

孙中山先生曾用"四物汤"作为自己健身的食谱。"四物汤"即以黄花菜、黑木耳、豆腐、豆芽共同烹调而成，此为营养成分完备的补血、养血良方，又是日常素食中价廉物美的珍肴。

黄花菜具有较佳的健脑、抗衰功能。黄花菜具有获得营养平衡的健脑效果，因此，也可以把它叫做健脑菜，对于神经过度疲劳的现代人说来，应该大量食用。此外，黄花菜具有显著降低动物血清胆固醇的作用，因此，它又是预防中老年人疾病和延缓机体衰老的保健食品。

食用叮嘱

黄花菜虽然味美，但不宜鲜食。因其中含有秋水仙碱素，可使人体中毒，甚至危及生命。因此，必须在蒸煮晒干后存放，而后食用。

黄花菜养生食谱

❀ 黄花菜鸡蛋汤

材料 黄花菜20克，猪肉80克，鸡蛋100克。

调料 盐、酱油各适量。

做法 1 先将黄花菜用冷水洗净，并将猪瘦肉用清水洗净，切成片，备用。

2 在锅中加水，煮沸，投入猪瘦肉片煮至稍沸，再加入黄花菜。

3 倒入已打散的鸡蛋浆，再煮沸，加入精盐、酱油即成。

葡萄

《神农本草经》说葡萄："主筋骨湿痹，益气倍力强志，令人肥健，耐饥忍风寒。"

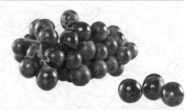

食材解读

西北地区的新疆是葡萄的主要产地。葡萄味道香甜，可以用来酿酒，榨成汁，还可以把葡萄晒成葡萄干。是人们常用的食补佳品。

养生功效

吃葡萄不吐葡萄皮

人们吃葡萄时，都要把皮吐掉。但从营养学的角度讲，吃葡萄最好不要吐皮。

葡萄皮中富含白藜芦醇，具有降血脂、抗血栓、预防动脉硬化、增强免疫能力等作用；葡萄皮中的另一种重要物质——单宁，具有抗过敏、延缓衰老、增强免疫和预防心脑血管疾病的功效。

葡萄皮中含有的花青素，具有强抗氧化、抗突变、减轻肝功能障碍、保护心血管等功能。

葡萄汁预防记忆衰退

研究表明，葡萄汁可改善人们的短期记忆与空间记忆力，葡萄皮中的抗氧化物质多酚是其中的"秘密武器"。

葡萄子延缓衰老

葡萄子中的花青素能有效清除体内多余的自由基，抗氧化能力是维生素E的50倍，维生素C的20倍。具有延缓衰老和增强人体免疫力的作用。

葡萄养生食谱

❀ 香蕉葡萄粥

材料 糯米半杯，香蕉1根，葡萄干、枸杞子各1大匙，花生适量。

调料 冰糖适量。

做法 1 糯米淘洗干净，用清水浸泡1个小时；香蕉剥皮，切成丁；葡萄干用清水洗净；枸杞子、花生分别洗净，用清水泡发。

2 锅置于火上，放入清水和糯米，大火煮开后，转小火，将葡萄干、花生、冰糖放入粥中熬煮。

3 熬煮近20分钟后加入香蕉丁、枸杞子即可。

华北人食补的侧重点

华北人的体质特征

华北人易缺乏B族维生素

华北地区的人嗜面，几乎到了"无面不欢"的地步。从人们常吃的馒头、花卷、烙饼，到各地不同做法的汤面、焖面、卤面，可谓是同材不同艺。但是在面的制作过程之中，一煮、一捞，面粉中49%的维生素B_1、57%的维生素B_2，以及22%的烟酸随之损失。而维生素B_1是国人最易缺乏的维生素之一，它很容易在加热过程中被破坏，是典型的水溶性维生素。

华北地区的人多湿热体质

华北地区的人湿热体质偏多，可能也与这个地区的人爱吃面食有关，因为面粉（小麦粉）含有71.5%的淀粉和糖类，如此高热量的饮食很容易在人体内蕴积成湿热。此外，华北地区百年来的环境变化也有可能是导致此地区人湿热体质的原因。因为从全球而言，百年来气温一直处于稳步上升趋势，但幅度很小，一般在0.2℃左右。而华北地区的情况则有所不同，它的变化是全球性变化的一种深刻表现，变幅一般在0.5℃左右。

养生课堂

面食PK米饭

◎ **在碳水化合物方面**：米饭和面食作为主食，都是为人体提供糖的食物。每100克米饭含碳水化合物25.6克，热量116千卡；面食，以馒头为例，每100克馒头含碳水化合物47克，热量221千卡。

◎ **在蛋白质方面**：虽然面食的蛋白质含量比米中高些，但是其中蛋白质的质量却比米低。面中含有40%的"醇溶蛋白"，其中严重缺乏赖氨酸，而赖氨酸正是人体不能自身合成的必需氨基酸；米中"醇溶蛋白"含量低于20%，大米中蛋白的生物价值在常见谷类中较高。

◎ **在维生素方面**：面食和米饭中含有族维生素B_1、维生素B_2，但是面食中的含量略高于米饭。

西红柿

《本草纲目》说西红柿："生津止渴，健胃消食。"

食材解读

西红柿，在国外有"金苹果"之美称。它肉质纤细，酸甜可口，汁多味鲜，具有很高的营养价值。既可做蔬菜又可做水果，同时还可加工成西红柿汁、西红柿酱等，是人们可蔬、可果、可药的保健食品。

养生功效

抗氧化，防晒

西红柿中富含西红柿红素和维生素C，是最好的防晒食品。

西红柿红素抗氧化能力是胡萝卜素的3.2倍、维生素E的100倍，能有效促进细胞的生长和再生，维护皮肤健康。每人每天摄入16毫克西红柿红素可将晒伤的危险系数下降40%，特别是熟西红柿防晒效果更好。

同时，西红柿含有的维生素C也非常有助于防晒。因为维生素C能中断黑色素生成的过程，可阻止已生成的多巴胺进一步氧化而被还原为多巴，并能干扰黑色素的生物合成，降低被晒黑的可能。如果不想被晒黑，不妨多吃西红柿。

抗癌、防血栓

西红柿中含丰富的类胡萝卜素——西红柿红素和菌脂色素、芦丁等特殊的营养成分，这些成分对抗癌、防血栓具有特殊功能。

西红柿红素可使肿瘤缩小，癌变不易扩散，对多种癌症有预防作用。

西红柿所含芦丁、菌脂色素等成分，可消除自由基等体内垃圾，保护血管健康，有预防血栓形成的作用。

专家建议：一天吃两个西红柿，便是"血管栓塞"的"特效药"。对患有高血压、冠心病、动脉硬化、糖尿病等可能形成血栓的人来说，更是一种十分有益的食品。

此外，西红柿还含有锰、铜、碘、铁、钙这些矿物质，对婴儿和儿童生长发育特别有益。

提高机体抵抗力

中医认为，体内有热毒的人就容易感受温热邪气而发流感。针对这部分人群，预防流感的首要措施就是运用寒凉之品清热泻火，忌食辛热之品，保护胃气，尤其是要多食用性质偏寒的各类食物。

西红柿性微寒，味甘酸，入脾、胃、肾经，其中丰富的维生素C和西红柿红素，使其具有很好的抗氧化、提高人体抵抗力的功效。

西红柿可增强男性性活力

西红柿也是催情的好东西。

专家解释说，西红柿中富含维生素A，维生素A缺乏时可以影响睾丸组织产生精母细胞，输精管上皮变性，睾丸重量下降。

男性若缺少维生素A，性生活就会失去活力和热情。多吃富含维生素A的西红柿能增强男人性活力，有催情助性的作用。

食用叮嘱

不要餐前吃西红柿。餐前吃西红柿，容易使胃酸增高，食用者会产生烧心、腹痛等不适症状。而餐后吃西红柿，就能避免出现这些症状。

黄瓜不宜与西红柿同吃。黄瓜含有分解维生素C的酶。而西红柿又含有较多的维生素C，若和黄瓜一同食用，这些维生素C就会被黄瓜里的维生素C分解酶破坏。

西红柿养生食谱

草菇炒西红柿

材料 草菇500克，小西红柿150克，盐、葱丝、姜丝各适量。

调料 糖、味精、鸡汤、水淀粉各少许。

做法 1 草菇、小西红柿均洗净后切半，草菇用开水余烫后捞出。

2 锅烧热后，倒入少许食用油，加入葱丝、姜丝炒出香味，放入草菇、小西红柿，加入鸡汤，开锅时加入少许糖、盐、味精，最后用水淀粉勾芡即可出锅。

西红柿玉米汤

材料 玉米粒200克，西红柿2个，香菜末少许。

调料 盐、胡椒粉各少许，奶汤6碗。

做法 1 西红柿投入开水中略烫，捞出后去外皮、瓤，切丁备用。

2 将奶汤倒入锅中，投入玉米粒、西红柿丁、盐、胡椒粉，煮5分钟，撒入香菜末即可。

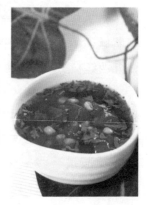

花生

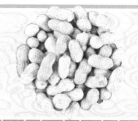

《本草纲目》说花生："花生悦脾和胃、润肺化痰、滋养补气、清咽止痒。"

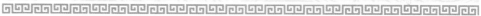

食材解读

花生，又称其为落花生、长生果、花生米、大红袍等，有"植物肉"和"绿色牛奶"的美称。花生常作食疗之品，除衣、壳药用外，花生米、油主要作为食用品，但有较好的医疗保健之功。

养生功效

花生含有丰富的蛋白质、维生素B_2、维生素A、维生素D、维生素E、钙和铁等，极适合易缺乏维生素的华北人食用。花生的内皮含有抗纤维蛋白溶解酶，可防治各种外伤出血、肝病出血、血友病等。

食用叮嘱

尽管花生有很多吃法，从营养方面考虑，油炸不可取；生食也不可取，因为在花生生长过程中会感染黄曲霉毒素，黄曲霉毒素是公认的最强的致癌物，会沉积在肝脏中，诱发肝癌。血液黏稠度高的人不宜食用"花生的红衣"，在吃煮花生时最好把皮剥掉。

花生养生食谱

✿ 花生猪脚汤

材料 猪脚300克，胡萝卜块50克，花生米50克，枸杞子20克，葱花，姜片各适量。

调料 高汤、盐各适量，料酒、胡椒粉各少许。

做法 1 猪脚洗净砍成块；花生米泡透洗净；枸杞子泡透。

2 锅内加水，待水开后放入猪脚块、胡萝卜块煮片刻，捞起待用。

3 在砂锅内加入所有材料及料酒，并注入高汤，加盖煲45分钟后调入盐、胡椒粉，再煲10分钟，撒上葱花即可出锅食用。

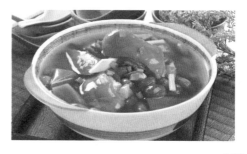

南方人食补的侧重点

南方人的体质特征

南方人多湿热体质

湿热体质的形成首先与南方的气候有关。南方气候多炎热，并且雨水比较充沛。造成这种体质的另一个关键的原因是，南方地区的经济比较发达，老百姓生活相对富裕，常吃热量大的饮食。此外，南方人还有吃夜宵的习惯。体内的营养过剩，吃的东西排不出去，积累在体内产生的垃圾，就形成痰湿，痰湿郁久可以化热而成湿热。夜生活太多也是形成湿热体质的一个重要原因。长期熬夜，阴阳两个时空没有得到平衡，日为阳，夜为阴，耗阴产生热，这更加重了南方人的湿热体质。

南方人易得过敏性鼻炎

南方人爱喝凉茶，还爱喝冷饮，吹空调，这些都应该少沾，否则还容易导致过敏性鼻炎。现在得过敏性鼻炎的人越来越多，其实过敏性鼻炎根子里是肺的问题。过敏性鼻炎有一个特别明显的表征就是不断地打喷嚏，实际上是在调动肾气，试图把肺里的寒气赶出去的一个现象。多吃冷饮伤肺，现在得肺病的越来越多，和冷饮不无关系。

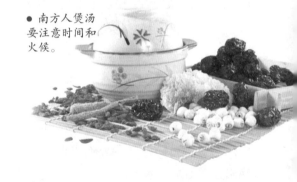

● 南方人煲汤要注意时间和火候。

养生课堂

南方人煲汤需注意

要想煲一锅好汤，除了选择好的食材外，对煲的时间也非常有讲究，所以有"三煲四炖"之说。专家认为这样反而容易破坏食物中的营养成分。鱼汤的最佳熬制时间在1小时左右，鸡汤、排骨汤一般在1~2小时，在汤中加蔬菜应随放随吃，以减少维生素C及B族维生素的损失。另外，煲汤的火候也有讲究，煨汤火候的要诀是大火烧沸，小火慢煨。这样可使食物蛋白质浸出物等鲜香物质尽可能溶解出来，使汤清澈、浓醇。

扁豆

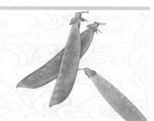

《本草纲目》说扁豆："止泻痢，消暑，暖脾胃，除湿热，止消渴。"

食材解读

"庭下秋风草欲平，年饥种豆绿成荫，白花青蔓高于屋，夜夜寒虫金石声。"是明代王稚登所作的《种豆》诗，描绘了扁豆在秋天里藤茂花盛的景象。

明代伟大的医药学家李时珍把扁豆和莲子媲美，称莲子为"脾之果"，扁豆为"脾之谷"。

养生功效

化湿健脾

南方多湿热，温热易困脾，所以南方食养以补脾为先。

中医认为，扁豆是甘淡温和的化湿健脾药，可治疗脾胃虚弱、食少便溏、久泻痢疾、妇女带下、小儿疳积以及感受湿热之邪引起的呕吐、胸闷、腹胀、泄泻等症。

具有抗癌功效

医学研究发现，白扁豆有一定的抗癌功效，有抑制肿瘤生长的作用。

扁豆所含的植物血细胞凝集素具有使恶性肿瘤细胞发生凝集，肿瘤细胞表面结构发生变化的作用。

另外，植物血细胞凝集素可促进淋巴细胞的转化，从而增强对肿瘤的免疫能力。

食用叮嘱

扁豆含有一种凝血物质和溶血性皂素，如煮不透，半生半熟地食用，可引起中毒现象，出现头昏、头疼、呕吐、恶心等症状，因此吃扁豆一定要煮熟烧透。

扁豆养生食谱

❀ 扁豆粳米粥

材料 炒白扁豆60克（或鲜扁豆120克），粳米半杯。

调料 红糖适量。

做法 1 将白扁豆用温水浸泡一夜，备用。

2 将泡好的白扁豆与粳米一同放入锅中煮粥，放红糖调匀即可。

辣椒

《本草纲目》说黄花菜："性味甘凉无毒，解烦热，利胸膈，安五脏，煮食治小便赤涩。"

食材解读

众所周知，南方人喜欢吃辣椒。江西人爱吃泡椒；四川人爱吃麻辣；湖南的辣椒以剁椒为主；贵州的辣椒酱更是天下闻名。

南方人喜爱吃辣椒，不仅是由于辣椒的美味，而且是因为南方气候比较潮湿，吃辣椒可以排除身上的一些湿气。

养生功效

中医学认为辣椒性味辛热。功能温中散寒，除湿开胃。脾胃虚寒、脘腹冷痛、呕吐、泻痢者宜食。

食辣椒有除湿邪，避恶气，消食开胃的效果；能祛邪逐寒，明目抗菌杀虫。辣椒煮水浸洗，可以治疗冻疮、冷疥。

辣椒强烈的香辣味能刺激唾液和胃液的分泌，增加食欲，促进肠道蠕动，帮助消化。在高温环境中，应特别注意膳食的调节，并多用酸味或辛辣调味品，以刺激食欲。

食用叮嘱

辣椒是大辛大热之品，患有火热病症或阴虚火旺、高血压病、肺结核病的人应慎食，阴虚有热者勿食。

辣椒养生食谱

辣椒生姜粥

材料 辣椒15克，大米60克，生姜6克。

调料 无。

做法 1 将辣椒洗净，切成碎末。

2 生姜洗净，切丝。

3 锅内加水适量，放入大米、辣椒末、生姜丝同煮成粥。

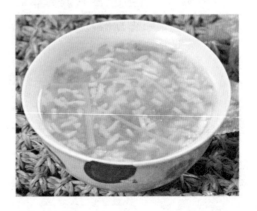

第六章

中药补益的养生智慧

如今，人们越来越重视健康，讲究养生保健。中医提醒人们应对自身的健康采取积极的养生方法。由于中药的毒副作用小，滋补治病功效大，因此成为当今社会人们追求健康的新时尚。

中药补养的学问

中药补养的应用原则

中医认为，人之所以长寿，有赖于阴阳的平衡和气血的充足，也就是《黄帝内经》里所说的："阴平阳秘、精神乃治。"我们用中药养生，其基本点就在于调理阴阳和气血的平衡。

千百年来，历代医家总结发现了大量延年益寿的保健中药，绝大多数都是补益中药，这和中医对衰老机理的认识是一脉相承的。但是，补益中药也不能随意食用。因为曾经就有因大量服用补药而致盲、致死的事情发生，所以服用补药，一定要讲究正确的原则和方法。

不可盲目进补

用补益法进行调养，一般用于老年人和体弱多病的人，这些人体质多虚，所以适合用补益的方法。儿童、年轻人、体质强盛的人，不可贸然进补，否则很容易导致机体阴阳气血失衡，不仅无益，反而有害，这叫做"药补综合征"。

选对中药，对症进补

体虚当补，但是虚的种类很多，又因为个人体质的差异，所以要选择合适自己情况的中药进补。进补时一定要先分清楚脏腑、阴阳、气血、寒热、虚实，如果补错了或者补反了的话，不但无益，反而有害。清代医家程国彭就指出："补之大义，大矣哉！然有当补不补误人者；亦有当补而不分气血、不辨寒热、不实开合、不知缓急、不分五脏、不明根本、不深求调摄之方以误人者，是不可不讲也。"所以，选对中药进补是非常重要的原则，如果您不能准确把握，在用补药前，则必须咨询中医医生。

剂量大不等于疗效好

剂量大小因情况而定

中药苦寒，夏季剂量可大些；冬天用剂量宜小些。新鲜中药含水分较多，药量可稍大一些；干燥中药水分已尽，用量应适当酌减。体质强的人在用量上可稍大一些，体质弱者则相反。老年人和小儿用量要小一些。药性猛或有毒性的中药，必须降低用量并按医嘱服用。药性平和的，剂量可适当偏大些。

剂量不同，疗效不同

药量大小不同，其治疗作用也不尽相同。例如甘草，起调和作用时，剂量应保持在1~2克之间，多一分、少一分都不能达到调和目的。若用甘草益气养心、温胃和中，应取5~10克的量，超出这个范围，药效就会发生变化。有些药材还可能因剂量不同而出现相反的效果，如川芎，剂量较小时可起到收缩子宫、兴奋心脏的作用，而大剂量使用时，心脏会因麻痹而收缩停止，导致心脏抑制、血管扩张、血压下降。

有些中药的用量可适当大一些，如鱼腥草、车前草，用量可控制在30~100克之间。具有某些特殊功效的中药，也可适当加大剂量。但如果是多种药材共同使用时，即使是鲜药，也应酌情减量，必要时，还需征求中医意见。

剂量过大易出现毒副作用

中药用量过大，会出现中毒现象，如苦寒药黄连、龙胆草少用可清胃火、增进食欲，反之会出现不良后果。而具有温里作用的肉桂、附子，小剂量服用可健脾胃、温肾阳，反之会出现里热壅盛、火热上攻，伤害身体器官。还有些中药小剂量服用能治病强身，大量服用则会导致严重后果。

有些中药虽然无毒性或毒性很小，如果大量服用也会引起中毒现象，要记

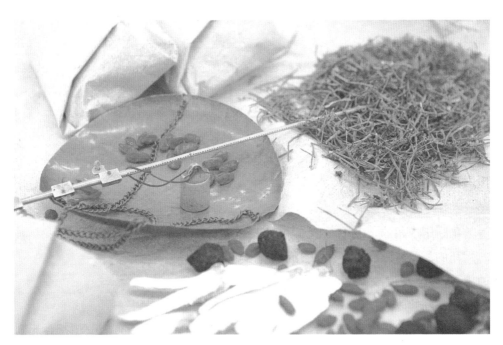

住"是药三分毒"。至于那些毒性很强的中药，更不可大量使用。

中药配伍有讲究

按照病情需要和药物不同特点，将两种或两种以上的药物联合应用，叫做配伍。

配伍的协同作用

在远古时期，治疗疾病一般都是用单味药，后来随着药物品种的日益增多、人们对疾病认识的不断加深以及对药物药性更加深入的了解，医者们发现，有时把不同的药物联合起来使用，对疾病的治愈起到了更明显的效果，并且药物之间的相互作用弥补了单味药物的不足，一定程度上抑制某一味药物的不良反应，也减少了单味药物的毒副作用等。这种药物配伍使药效增强的现象，我们可以称之为"协同作用"。

协同作用的表现

增进疗效

在历史文献中，我们发现很多同类药物配伍应用的记载，它构成了复方用药的配伍核心，是中药配伍应用的主要形式之一。如，麻黄配桂枝，能增强发汗解表、祛风散寒的作用；知母配伍贝母，可以增强养阴润肺、

化痰止咳的功效；附子、干姜配合应用，用以增强温阳散寒、回阳救逆的功效；全蝎和蜈蚣同用，能明显增强平肝息风、止痉定惊的作用等。还有一种增强疗效的配伍，是以一种药为主药，另一种药为辅药的配伍形式，两药合用时，辅药可以帮助提高主要的功效。如黄芪配茯苓改善脾虚水肿，黄芪为健脾益气、利尿消肿的主药，茯苓淡渗利湿，可以增强黄芪益气利尿的作用。

降低毒副作用

就是利用一种药物抑制或缓和另一种药物的毒性和副作用，使其更好发挥疗效。如生半夏配以生姜，生半夏使用时有一定毒性，可使人咽痛音哑，而用生姜炮制后，成为姜半夏，生半夏的毒性就大大降低了，同时并有增强半夏的止呕作用；芫花配以红枣，红枣可以缓和芫花对肠胃道的毒性刺激，减少反应，使其有利于发挥逐水效能；又如常山配陈皮，陈皮可以缓和常山治疗疟疾时引起的恶心呕吐的胃肠反应等。这种配伍方法多用于具有较强毒副作用的药物，用以保证安全用药，也可用于有毒中药的炮制及中毒解救。

避免配伍禁忌

那么是不是所有的配伍都会起到

协同作用呢？其实不然。不同药物的联合使用，相互之间会产生一定的作用，有的可以增加原有的疗效，也就是我们刚刚说到的"协同作用"，而有的则是相互抵消或削弱原有的疗效，也有的联合应用时会导致新的毒副作用。临床上，药物配伍使用的目的，就是为了使其相互起到协同作用，而配伍会产生毒副作用的时候，我们就要避免使用，也就是配伍禁忌。

药引

药引的作用

◎ **引经作用**：药引可引导药物对人体的某一部位或脏腑充分发挥治疗作用。如治疗肾阴亏的六味地黄丸，常以淡盐水作为药引送服，因为咸味可以引导药物入肾。

◎ **增强疗效**：引经药作药引，可提高主药的疗效。如在治疗风寒感冒的辛温解表方中，常以生姜或葱白为药引，增强发汗解表作用；又如补气利水的黄芪，加健脾利水的茯苓为药引，可提高利水功效。

◎ **解毒作用**：有些药物有小毒，加入药引可降低或消除其毒性。如生南星、生半夏加生姜为药引；乌头、附子加饴糖为药引，均可降低毒性。

◎ **缓和药性**：有些药物作用猛烈，加药引可缓和药性，并保护正气。如葶苈大枣泻肺汤中，以大枣为引，可缓和葶苈的烈性，达到泻肺而不伤肺的目的。

◎ **保护脾胃**：有些药物可刺激胃肠道，使消化吸收功能下降或出现胃肠道反应，加药引可保护脾胃。如清热解暑的白虎汤苦寒败胃，常加粳米为引以护胃扶正。

◎ **矫味作用**：有些中药味苦或有异味不堪入口，可加药引矫味。如治疗百日咳的猪苦胆、鸡苦胆，常以红糖或冰糖为药引。诸多中医处方中常以甘草为药引，因为甘草能调和诸药，并起矫味作用。

常用的药引

◎ **黄酒**：酒性辛热，有舒筋活络、发散风寒等作用。可送服能够治疗颈肩腰腿痛、血塞经闭、跌打损伤、疮痈初起等症的中成药，如活络丸、通经丸、七厘胶囊、云南白药。每次取黄酒10～15毫升，温热后送服。

◎ **姜汤**：有散风寒、暖肠胃、止呕逆等功用。可送服能治疗风寒外感、胃寒呕吐、腹痛腹泻等症的中成药，如藿香正气丸、附子理中丸、银翘丸、银翘解毒片、通宣理肺丸。一般取姜3～5片，水煎取汁。

◎ **蜂蜜**：具有润肺止咳、润肠通便、矫味等作用。取蜂蜜1～2汤匙，加入温开水中，搅匀便可送服蛤蚧定喘丸、百合固金丸、麻仁丸等。

◎ **红糖**：具有散寒、活血、补血的作用。可单用25～50克，开水溶化送服。配生姜3片，煎汤送服更佳。可作为治疗妇女血寒、血虚、血滞所引起的月经不调、痛经闭经、产后血瘀、乳汁稀少、口干呕吐、虚弱血痢等病症的中成药药引，如当归丸等。

◎ **菊花**：具有疏散风热、平肝明目、清热解毒的作用。主要用于送服能治疗风热感冒、温病初起、肝火上攻、目赤翳障及痈肿疔疮等病症的中成药，如障翳散、牛黄解毒片等。可单用菊花10～15克煎汤送服，也可加茶叶10克同煎送服。

如何煎煮中药

李时珍说："凡服汤药，虽品物专精，修治如法，而煎药者鲁莽造次，水火不良，则药亦无功。"这句话就是说，我们服中（汤）药的时候，即使药本身再好，如果煎煮的方法不得当也没用。

选择器具

煎药器具以砂锅为好，因为砂锅的材质稳定，不会与药物成分发生化学反应，导热均匀，热力缓和，锅周保温性强，水分蒸发小，这也是自古沿用至今的原因之一。此外，也可选用搪瓷锅，不锈钢锅和玻璃煎器，具有抗酸耐碱的性能，可以避免与中药成分发生反应，大量制备时多选用。铜、铁质煎器虽传热快，但化学性质不稳定，易氧化，在煎煮药时能与中药中多种成分发生化学反应而影响质量，不能使用用铜、铁、铝、锡等制作的器具，铝锅虽传热快、化学性质较稳定，但铝锅不耐强酸强碱，对酸

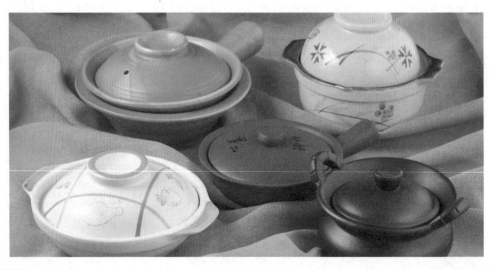

碱性不很强的药可以选用，但不是理想的煎药用具。

控制火候及时间

煎煮中药还应注意火候与煎煮时间的长短。一般药物宜先武火后文火，即未沸大火，沸后用小火保持微沸状态，以免药汁溢出或过快熬干。解表药及其他芳香性药物，一般用武火迅速煮沸，改用文火维持10～15分钟即可。有效成分不易煎出的矿物类、骨角类、贝壳类、甲壳类药及补益药，一般宜文火久煎，以使有效成分能充分溶出。

煎煮方法

一般的药物可以同时入煎，但是有些药物需做特殊处理。有的药物煎煮的时间不同，其性能和临床应用也存在差异。下面介绍一下一些特殊的煎煮方法：

先煎——就是在煎煮其他药之前，要先煎煮一段时间，如"壳"类（贝壳、甲壳、化石）、多数矿物药（如磁石）和毒性较大者（附子、生半夏、马钱子等）。前二者因其有效成分不易煎出，故应先煎30分钟左右再加入其他药同煎，后者为保证用药安全，应先煎以减少其毒性。

后下——就是等其他药物煎煮完毕后，再将其下入，煎沸5～10分钟即可。如薄荷、藏红花、大黄、番泻叶等。

包煎——就是把药用纱布包起来，再和其他药一起煎。如车前子、青葙子、葶苈子，因受热后会变得黏腻，如不包煎容易粘锅，而且药汁不易滤除，故要包煎。而蒲黄、海金沙、灶心土等，煎时容易溢出或沉淀，亦应包煎。还有旋覆花、枇杷叶等，如不包煎，服后会刺激咽喉，引起咳嗽、呕吐等不适。

另煎——就是单独煎，不与其他药同煎。如人参、冬虫夏草、鹿茸等，宜单独煎或研细冲服，以免造成浪费。

烊化——就是煎煮时，把需要烊化的药另放入容器中隔水炖化或用少量水煮化，之后再与其他药同服。如鹿茸、阿胶等。

冲服——就是不必煎煮，直接开水冲服或与其他药液混合即可。如液态药物（竹沥、姜汁等）和有些不宜煎煮的药（如芒硝）。

服用中药需注意时间

选对时间服中药

服用中药的时间取决于病情和药物的性质。汤剂一般每日1剂，煎2次分服，两次间隔时间为4～6小时左右。临床服用时可根据病情增减。

至于饭前还是饭后服药，要依据不同的疾病和药物而定。一般来说，如果病位在胸膈以上者，如眩晕、头痛、目疾、咽痛等宜饭后服用；如果病位在胸腹以下者，如胃、肝、肾等脏腑疾病，宜饭前服用。没有明确规定的，大多数药物在饭后服用，特殊药物应注意特殊的服药时间。

多数中药应该乘温服下，发汗药须趁热服以助药力，而清热药物最好放凉后服用。

有些药物需不定时服用

治疗急性病、呕吐、惊厥及石淋、咽喉病的药物或须煎汤代茶饮的药物，均可不定时服。

服用中药需忌口

服用中药为什么要忌口

人们平时食用的鱼、肉、蛋、蔬菜、瓜果、酱、醋、茶、酒等普通食物，它们本身也都具有各自的性能，对疾病的发生、发展和药物的治疗作用，都可产生一定影响。

所以服用中药时，如果不忌口，就不能保证药物的疗效，甚至可能产生毒副作用，对身体造成损害。为了减少这些问题的发生，中医提出了"饮食禁忌"，也就是服用中药时应忌食哪些食物。

一般不能用茶水送服中药

茶叶内含有鞣酸，如果用茶水服药，鞣酸就会和药物中的蛋白质、生物碱或重金属等起化学作用而发生沉淀，影响药物疗效。如中药中的铁元素与茶叶中的鞣酸相结合，便生成沉淀物"鞣酸铁"，使药物失去疗效并刺激胃肠道引起不适。另外，茶叶能阻止人体对蛋白质等营养物质的吸收，因此在服用滋补药物时，更不能同时服用浓茶。

一般忌生、冷、油腻

服中药煎剂及丸药时，应忌生、冷、油腻。因为生、冷类食物刺激胃肠，影响胃肠对药物的吸收，油腻食物不易消化和吸收，降低疗效。

六类"发物"要慎吃

"发物"是指患了某种疾病的人，在治疗期间不宜食用的食物，亦即能诱发疾患的食物。

中医按其性能将"发物"分为六类：一为发热之物，如韭菜、姜、花椒、羊肉、狗肉等；二为发风之物，如虾、蟹、椿芽等；三为发湿之物，如麦芽糖、糯米、醪糟等；四为发冷之物，如梨、柿及各种生冷之品；五为动血之物，如辣椒、胡椒等；六为滞气之物，如土豆、莲子及各类豆制品。对发物是否需要忌口的问题，还得按中医的"辨证论忌"。如果是阳虚体质：形体虚寒、大便溏薄、胃痛喜温、四肢发冷，则西瓜、雪梨、香蕉等凉性食物为忌口食物；如果是热性体质：面目红赤、发热口渴、失眠心烦、痔疮下血，则生姜、胡椒、白酒、大蒜等热性食物为忌口食物。

不同疾病，忌口不同

患有消化道疾病，如肝炎、慢性胃肠炎患者服用健脾、温胃和胃药时，禁吃大蒜，因大蒜中含有的大蒜素能刺激胃肠黏膜，使黏膜充血，所服的中药就不能有效地发挥其治疗作用。

患水肿病者，忌吃食盐。

伤风感冒或小儿出疹未透时，不宜食用生冷、酸涩、油腻的食物。

过敏性皮炎、哮喘病人，应少吃鸡、羊、猪头肉、鱼、虾、蟹等。

服用中成药时，不宜用牛奶或果汁送服。因为牛奶中的蛋白质、钙等成分，容易和药材中的成分起化学反应，破坏药效，所以不宜同时服用。正确的服药方法应该是以温水吞服。

虚不受补怎么办

在应用补药养生保健的过程中，有这么特殊的一部分人群，他们有明显的虚证表现，比如身体虚弱、神疲乏力、少言懒语、面色无华、头晕眼花、心悸怔忡、腰膝酸软、两腿沉重等各种虚弱症状，每个中医大夫给他们诊脉后都说是虚证，或气虚，或血虚，或肾虚，或脾虚，病人自己也深信不疑。但就是不能补，只要一补，马上口舌生疮、牙龈肿痛、咽喉干燥、头胀耳鸣，甚至鼻子出血、睡眠不安、大便秘结。这就是老百姓常说的"虚不受补"。那么，"虚不受补"到底是怎么一回事呢？中医又能用什么办法来解决这个问题呢？

判断病人是否属单纯的虚证

有很多"虚不受补"的病人，并不是单纯的虚证，而是掺杂有实证，比如肝阳上亢、心肝火旺、痰热扰心、湿热内阻、肝气郁结等。这个时候，如果要补养身体，必须先要把内热祛除，才能用补。临床上曾有这样一个病人，身体虚弱，疲惫不堪，稍活动就出汗，晚上睡觉也出汗，基本不能

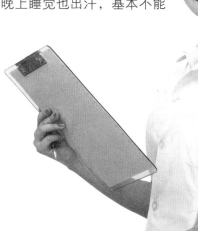

干活，所有人都说他是虚证，要补。但是他却一补就上火，牙龈肿痛，大便秘结。后来有位老中医诊后，说他是内有湿热、气阴两虚，应当以去湿热为主，补气应为辅，于是给他用当归六黄汤，七剂后病人汗止，体力大增，而后又用玉屏风散调养而愈。

判断病人的虚证类别

中医虚证类别很多，有气虚、有血虚、有阴虚、有阳虚、有肾虚、有脾虚、有脾肾两虚、有肺肾两虚、有心脾两虚等。有时候患者难以区分，用错补药，当然会上火。上火还是小事，有的甚至引起血压高、脑出血等严重后果。

注意服药方法

有的病人是典型的气虚或阳虚，确实需要补气助阳，但又容易上虚火。这时候就要特别注意服药的方法了。这里面也分两种情况。一种情况需要从小剂量开始服药，逐渐加大剂量，患者就会慢慢适应这个药物，逐渐把气提上来。这时候不能急于求成，补快了会上火。另外一种情况，病人虚得厉害，以至于虚阳外越、身体发热、口干舌燥、脉象浮大、重按无力，这时候不能小量进补，因为不但不起效，还会让病人感到更热，必须用大剂量的补药，吃完之后，病人会马上热退神清，津液来复。

选择合适的补药

不同的病人，不同的体质，即便是同一类虚证，其最适宜的药物也可能不一样。比如气虚证，有的人适合人参，但有的人用人参则上火；有的人适合黄芪，但有的人用黄芪就胸闷；有的人适合西洋参，有的人适合党参，各有不同。还有些情况，是因为药物本身质量不好。比如阿胶，俗话说："陈酒不上头，陈阿不上火。"阿胶是陈的好，服后不会上火。因为阿胶的制作是经过三天三夜才熬制而成的，而新阿胶，中医认为有"火毒"，不适合服用。那要多久才能吃呢？一般阿胶要在阴凉干燥处静置3年，火毒退尽，才可服用。

制约补药的热性

有些"虚不受补"的病人，如果不是用单味药养生，而是到医生那里开处方的话，中医医生就可以用一些药物制约单味补药的热性。比如，麦门冬可以制约人参的热性，知母可以制约黄芪的热性，陈皮又可以制约黄芪引起的胸闷，淮山则可以制约鹿茸的热性等等。不过，希望大家能够了解，补气和助阳药物吃下去之后，有一些上火是有效的征象，如果完全没有上火的感觉，可能是剂量不够。

家中必备的补益中药

根据各种药物的功效及其主治不同，中药材一般分为补气药、补血药、补阴药、补阳药四种。

下面分别列举一些中医常用的补益药及其功效：

补药类别	常见药材	滋补功效
补气药	黄芪	补气升阳、益卫固表、敛疮生肌、利水消肿
	山药	益气养阴、补脾肺肾
	红枣	补气健脾、养血安神、缓和药性
	甘草	补脾益气、清热解毒、润肺止咳、缓急止痛、调和药性
补血药	阿胶	补血止血、滋阴润燥、安胎
	当归	补血活血、调经止痛、润肠通便
	何首乌	养血养肝、固精益肾
补阴药	枸杞子	滋肾润肺、补肝明目
	黑芝麻	补肝肾、益精血、润肠燥
	百合	养阴润肺、清心安神
	麦门冬	养阴生津、润肺清心
补阳药	鹿茸	壮肾阳、益精血、强筋骨、调冲任、敛疮毒
	杜仲	补肝肾、强筋骨、安胎
	肉苁蓉	补肾阳、益精血
	冬虫夏草	益肾壮阳、补肺平喘、止血化痰

家中必备的中成药

中成药	药物组成	功能	主治病症
维C银翘片	金银花、连翘、牛蒡子、桔梗、扑热息痛、维生素C、扑尔敏	辛凉解表、清热解毒	流行性感冒引起的发热、头痛、咳嗽、咽干、咽喉肿痛
双黄连口服液	金银花、黄芩、连翘	辛凉解表、清热解毒	用于风热感冒引起的发热、咳嗽、咽痛
藿香正气水	苍术、陈皮、厚朴、白芷、茯苓、大腹皮、生半夏、甘草浸膏、广藿香油、紫苏叶油	解表祛暑、化湿和中	用于夏季中暑、头痛混重、腹痛、腹胀、呕吐、泄泻
急支糖浆	鱼腥草、金荞麦、四季青、麻黄、紫菀、前胡、枳壳、甘草	清热化痰、宣肺止咳	急性支气管炎、感冒后咳嗽、慢性支气管炎急性发作等呼吸系统疾病
黄连上清丸	黄连、栀子、连翘、蔓荆子、防风、荆芥穗、白芷、菊花、薄荷、黄檗、桔梗	清热通便、散风止痛	风热引起的头昏脑涨、牙龈肿痛、口舌生疮、咽喉红肿、耳痛耳鸣、大便干燥、小便黄赤
六味地黄丸	熟地黄、山茱萸、牡丹皮、山药、茯苓、泽泻	滋阴补肾	肾阴虚引起的头晕耳鸣、腰膝酸软、盗汗、遗精、消渴

气血平衡理论和阴阳平衡理论是中医最重要的理论基础。中医认为，阴阳平衡，气血调和，身体才能健康。所以我们讲的药补离不开阴阳协调平衡、"以平为期"的宗旨，通过药补调理身体时，应该特别注重阴阳和气血的补养。

第七章

药补气血
平衡阴阳

中药补气

中国古代很早就出现了"气"的概念，无论是儒家、道家还是阴阳等哲学流派，都认为宇宙中充盈着"气"这种细微物质。尤其是在养生保健领域，气的说法更加深入人心。很多患者和医者对于气的重要作用认识深刻。那么人身体的气究竟是什么呢？它又有哪些重要的作用呢？

气是生命的本源

中医讲"气"

中国古代有本对中医影响很深的书《淮南子·原道训》里面说："气者，生之元也。"意思就是说气是生命的本源，因此"有气则生，无气则死，生者以其气"。但是我们这里讲的"气"不同于我们平时所说的空气、氧气等，它指的是人身体中看不见摸不着但是确实存在的一种无形之物，可以理解为气功的气。它的概念有两方面含义，一是指构成人体和维持人体生命活动的精微物质，即气是比精更微小，运动能力较强的物质，如水谷之气，呼吸之气等。由于其来源和分布部位的不同，故有着不同的名称，如元气、宗气、营气、卫气等；二是指脏腑组织的机能活动，如五脏之气、六腑之气、经络之气等。精微之气正是通过脏腑组织的功能活动而表现其存在的。

气在生命活动中十分重要

我们人体的生长、发育、衰老、死亡和疾病的发生发展都与气的盛衰、运动变化有关。《难经·八难》说："气者，人之根本也，根绝则茎叶枯矣。"气的生理作用，可包括以下几个方面。

推动体内物体的运输

人体各脏腑经络的生理活动，包括血液的循行，津液的输布，都靠气的激发和推动。要是气虚，推动力不足，人的生长发育就会迟缓，脏腑经络的功能就会减退，产生疾病。另外气能够维持体温，术语叫"温煦作用"。体温相对恒定的维持依赖于气的作用。

有固摄控制与调节作用

气可固摄脏器的位置相对稳定，一旦气虚，固摄减弱，则脏器位置便会下移，像常见的子宫、胃、肾等脏器下垂、脱肛等。

具有营养作用

这主要是指饮食水谷中比较富有营养的物质——"营气"，也就是水谷精微之气，能营运于血脉之中，成为血液的组成部分而运达周身，发挥其营养作用。所以《素问·痹论》说："营者，水谷之精气也，和调于五脏、洒陈于六腑，乃能入于脉也，故循脉上下，贯五脏、络六腑也。"

气虚的人需要补气

气虚为功能减退，不一定有病，但一般而言气虚者都需要补气。气虚证一般因为饮食失调，年老体弱以及慢性病消耗导致。

我们常说的"气虚"，更容易在冬天出现，最明显的表现是容易感冒、畏寒怕冷。此外，呼吸短促、胸闷、消化不良、咳嗽、胃下垂甚至月经不调等一系列问题都跟气虚有关。所谓气虚，就是总觉得气不够用，一动就喘。气虚的人会经常感到疲倦乏力、少言懒语、食欲差等不适。

那么如何更直观的判断一个人是否气虚呢？有一个最简单的方法，就是看胖瘦。肥胖是判定一个人气虚最明显的指征，一般肥胖者都气虚，气虚才是他们肥胖的真正原因。气不足就会胖，血不足就会瘦。所以在中医界里流传着这样一句话，叫"胖补气，瘦补血"。另外，还有一方法，就是看舌头上有没有齿痕，有齿痕的十有八九都气虚。

如何补气

补气又称益气，属补法。根据不同脏腑的气虚证临床表现的特点，可采用不同的补气法。

气虚的人比较普遍，在食物和中草药进补的时候，要注意在补"气"的同时，适量补"血"。

因为气虚的人，已经有一段时间是在用"血"作为替代能量了，"血"也有损耗，所以两者一同补。如果只补气，那么吃进去的补药就像是外加燃料，烧完了，能量也就消失了，对人体没有实质性的帮助，一旦撤去进补的食物和药物，人也就像是断了燃料一般，还是回到原来的老样子，体力没有多少改善。因此强调要气血双补。

年轻朋友可以每周吃一些山药、小米、牛肉、鸡肉、鱼肉、蜂蜜作为补气的食品，用红枣和红糖适当补血，记得要细水长流。中老年朋友和气虚严重的，可以适当增强进补的力度，适量服用西洋参、太子参、党参和黄芪补气，配合当归和阿胶补血，但不可长期大量服用，一般应用一到两周就停止，视效果再决定是否继续进补。

甘草

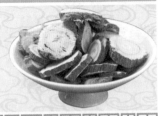

《本草纲目》说甘草："虽非君而为君所宗，是以能安和草石而解诸毒也。"

药材档案

【性】平

【味】甘

【归经】心、肺、脾、胃经

【功效】补脾益气、清热解毒、润肺止咳、缓急止痛、调和药性

功效作用

用于脾胃虚弱引起的倦怠无力、食欲不振、大便稀薄；用于心气不足引起的心慌、脉律不齐；用于咳嗽气喘、痰多或无痰；用于脾虚血虚引起的腹痛；用于解药物、农药、食物中毒、蛇毒，治疗热毒疮疡的咽喉肿痛。

甘草的传说

从前，在一个偏远的山村里有位草药郎中，有一天，郎中外出给一位乡民治病未归，家里又来了很多求医的人。郎中妻子一看这么多人坐在家里等丈夫回来治病，而丈夫一时又不回来。她暗自琢磨，丈夫替人看病，不就是那些草药嘛，一把一把的草药，一包一包地往外发放，我何不替他包点草药，把这些求医的人们打发了呢？

她忽然想起灶前烧火的地方有一大堆草棍子，拿起一根咬上一口。觉得还有点甜，就把这些小棍子切成小片，用小纸一包一包包好，又一一发给那些来看病的人，说："这是我们家老头留下的药，你们拿回去用它煎水喝，喝完了病就会好的。"那些早就等得着急了的病人们一听都很高兴，每人拿了一包药告辞致谢而去。

过了几天，好几个人拎了礼物来答谢草药郎中，说吃了他留下的药，病就好了。草药郎中愣住了，他妻子心中有数，悄悄地把他拉到一边，如此这般地小声对他说了一番话，他才恍然大悟。他问妻子给的是什么药，他妻子拿来一根烧火的干草棍子说："我给他们的就是这种干草。"草药郎中问那几个人原来得了什么病？他们有的说是脾胃虚弱，有的说是咳嗽多痰，有的说是咽喉疼痛，有的说是中毒肿胀……可现在，他们吃了"干

草"之后，病已经全部好了。

从那时起，草药郎中就把"干草"当作中药使用，用以治疗脾胃虚弱、食少、腹痛便溏；生用、治咽喉肿痛、消化性溃疡、痈疽疮疡，解药毒及食物中毒；又以其润肺功能治咳嗽多痰。不单如此，郎中又让它调和百药，每帖药都加一两钱进去，并正式把"干草"命名为"甘草"。从此，甘草一直沿用下来。

服用方法

甘草可在多种方剂中使用，入汤剂一般用量2～9克，大剂量可用到30克。外用适量。蜜炙用于补益，生用用于解表、补益。能缓和药物偏性，减少副作用，亦能缓和药物毒性。

如何鉴别

甘草呈圆柱形，长25～100厘米，直径0.6～3.5厘米，外皮松紧不一，表面红棕色或灰棕色，具显著纵皱纹、沟纹、皮孔及稀疏的细根痕。质坚实，断面略呈纤维性，有的有裂隙。表面有芽痕，断面中部有髓。气微味甜而特殊。而刺果甘草顶端有多数茎残基。有纵皱纹及横向皮孔。横断面灰白色，木部浅黄色，中央有小型的髓，质坚硬，气微，味苦涩。根茎具芽痕和髓。

禁忌人群

水肿人群慎用，防止水液代谢紊乱。甘草易助湿壅气、湿盛胸腹胀满呕吐者忌用。

不宜与甘遂、大戟、芫花、海藻及降血糖药同用。

经典方剂

❀ 小柴胡汤

组成 柴胡24克，黄芩、人参、半夏（洗）、生姜各9克，甘草（炙）6克，红枣4颗。

做法及用法 水煎服。

主治 胸胁胀满，食欲不振，心烦喜呕，咽干，目眩，黄疸，疟疾以及内伤杂病而见少阳证者等。

甘草推荐药膳

❀ 甘草苹果茶

材料 甘草10克，香菜5克，苹果1个。

调料 蜂蜜适量。

做法 将苹果切好，与甘草、香菜放入炖杯中小火煎煮，加入适量蜂蜜。每日一次，连续五天。

应用 此道茶有改善口臭，调理肠胃的功效。

黄芪

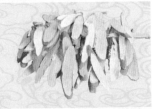

《本草纲目》说黄芪："耆者，长也，黄芪色黄，为补药之长。"

药材档案

【性】微温

【味】甘

【归经】肺、脾、肝、肾经

【功效】补气固表、止汗脱毒、生肌、利尿、退肿性

功效作用

用于气虚乏力，中气下陷，久泻脱肛，便血崩漏，表虚自汗，痈疽难溃，久溃不敛，血虚萎黄，内热消渴，慢性肾炎，蛋白尿，糖尿病等。炙黄芪益气补中，生用固表托疮。

黄芪的传说

相传，古时候有一位善良的老人，名叫戴糁。他善于针灸治疗术，为人厚道，待人谦和，一生乐于救助他人。后来，由于救坠崖儿童而身亡。老人形瘦，面肌淡黄，人们以尊老之称而敬呼之"黄耆"，老人去世后，人们为了纪念他，便将老人墓旁生长的一种味甜，具有补中益气、止汗、利水消肿、除毒生肌作用的草药称为"黄芪"，并用它救治了很多病人，在民间广为流传。

服用方法

黄芪的吃法很多，现介绍几种：

◎ 每天用黄芪30克左右，水煎后服用，或水煎好后代茶饮用。用黄芪30克，加枸杞子15克，水煎后服用，对气血虚弱的人效果更佳。

◎ 取黄芪50克左右，煎汤以后，用煎过的汤液烧饭或烧粥，就变成黄芪饭、黄芪粥，也很有益。

◎ 在烧肉、烧鸡、烧鸭时，放一些黄芪，可增加滋补作用。

如何鉴别

真黄芪特点：淡棕色或黄色，圆锥形，上短粗下渐细，长20～120厘米，表面有皱纹及横向皮孔，质坚韧。断面纤维状，显粉性，皮部黄色，木质部黄色有放射状纹理。味微甜，嚼有豆腥味。

常见的黄芪假品有锦鸡儿、紫

花苜蓿、白香草樨、大野豌豆、兰花棘豆、蜀葵、欧蜀葵、圆叶锦葵等。它们的共同特点是：外形亦呈圆柱形，但个体均较小，5～50厘米长；色近似棕或深棕色；纵纹及皮孔多不全或缺少皮孔，有的根部有分叉；质或坚或韧或脆；断面多呈纤维性或刺状；味或淡而甜有豆腥味，或微甜无豆腥味，或苦伴豆腥味很浓，或有刺激性。

禁忌人群

功能实表，有表邪者勿用；能助气，气实者勿用；能内塞，补不足，胸膈气闭者，肠胃有积滞者勿用；能补阳，阳盛阴虚者忌之；上焦热盛，下焦虚寒者忌之；病人多怒，肝气不和者勿服；痘疮血分热甚者禁用。

经典方剂

玉屏风散

组成 黄芪、白术各12克，防风6克。

做法及用法 上为末，每服三钱（9克），用水一盏半，加红枣1颗，煎至七分，去滓，食后热服。

功效 益气固表止汗。

主治 表虚自汗。汗出恶风，面色㿠白，舌淡苔薄白，脉浮虚。亦治虚人腠理不固，易感风邪。

注意 若属外感自汗或阴虚盗汗，则不宜使用。

黄芪推荐药膳

黄芪牛肉粥

材料 黄芪10克，新鲜牛肉100克，粳米100克，精豆粉、生姜、葱花各适量。

调料 盐、鸡精、胡椒粉各适量。

做法 将黄芪、牛肉、粳米分别处理干净后，牛肉切成大小适当的块，与其他材料、调料一同放入清水锅中煮粥，每日2次，温服。

应用 适用于贫血、体弱怕冷者。

山药

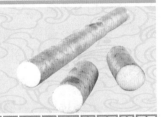

《本草纲目》说山药："益肾气，健脾胃，止泻痢，化痰涎，润皮。"

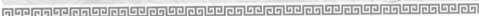

药材档案

【性】平

【味】甘

【归经】脾、肺、肾经

【功效】能补脾胃、益肺补气

功效作用

用于脾胃虚弱，饮食减少，便溏腹泻；妇女脾虚带下；肺虚久咳咽干；肾虚遗精、尿频；消渴多饮。

山药的传说

古时候，焦作一带有一个小国，叫野王国，野王国很小，常被一些大国欺负。一年冬天，一个大国派军队入侵野王国，野王国的将士们虽然拼死奋战，但最终因军力不足战败了，打了败仗的军队在敌人的追赶下逃进了深山，恰巧下起了大雪，大国的军队觉得山中峰高沟深，易守难攻，便不再追赶，只是封锁了所有的出山道路，想将野王国的军队困死在山中。大雪纷飞，逃进深山的将士们饥寒交迫，许多人已经奄奄一息。绝望之际，一位士兵抱着几根树根样的东西跑来，说是在地里挖的，甜的，能吃。将士们一听说有东西可以吃，便立刻和那位士兵一起去挖那种植物的根茎。那种植物漫山遍野都是，士兵们刀剑并用，很快就挖了一大堆。大家饱餐后，感觉体力大增，伤兵的伤也痊愈了，就连吃那种植物的藤蔓和叶枝的马也强壮无比。此刻，将军一声令下，士兵们如猛虎一般冲出山林，夺回了失地，保住了国家。后来，将士们为纪念这种植物，给它取名"山遇"，意思是绝望时在山中遇到的东西。随着更多人食用这种植物，人们发现它具有治病健身的效果，遂将"山遇"改名为"山药"。

服用方法

山药服用方法很多，如对脾胃虚弱症，用鲜山药200克、红枣30克、粳米适量，煮粥加糖调服；或鲜山药100克，小米50克，煮粥加糖食用；另用山药配扁豆、莲米等煮粥服用亦可。对肺虚久咳、肾虚遗精等症，可取鲜山药10克捣烂，加甘蔗汁半杯和匀，炖热服食；也可以单用山药煮汁服用。

如何鉴别

山药的伪品一般为参薯或甘薯。正品山药表面黄白色或淡黄色，有纵沟，偶有浅棕色外皮残留，断面白色，颗粒状，粉性，嚼之粘牙；参薯（方山药）表面棕黄色或类白色，有纵皱纹，断面类白色或淡黄色，有的散有浅棕色点状物，不平坦，嚼之亦有粘牙感；甘薯断面呈白色或淡黄白色，粉性，有黄棕色的浅纹，近皮部可见浅黄色的环纹，嚼之不粘。

禁忌人群

山药属于补益食品，又有收敛作用，但有湿热寒邪以及患便秘的人等不宜食用。

经典方剂

六味地黄汤

组成 熟地24克，山萸肉12克，山药12克，丹皮、泽泻、茯苓各9克。

做法及用法 以上各药，水煎服。

功效 益滋补肾阴，养肝阴之效。

主治 肾阴不足，精血亏损，腰膝痿软，憔悴羸弱，虚火炎上，发热咳嗽，虚火牙痛，消渴淋漓，头目眩晕，耳鸣耳聋，足跟作痛，遗精盗汗，舌燥喉痛，脉象细数或尺脉虚大等症。

六味地黄丸

如若把以上六味药都加量至10倍，然后粉碎成细粉，过筛，混匀。每100克粉末加炼蜜35～50克与适量的水，泛丸，干燥，制成水蜜丸；或加炼蜜80～110克制成小蜜丸或大蜜丸，即为六味地黄丸。

注意 用药期间忌辛辣食物；不宜在服药期间服感冒药；服药期间出现食欲不振，胃脘不适，大便稀，腹痛等症状时，应去医院就诊。

山药推荐药膳

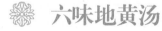
人参山药汤

材料 山药75克，人参10克，红枣10颗，瘦猪肉50克。

调料 盐适量。

做法 把人参用水煎好，留汁。砂锅内加山药、红枣、瘦猪肉、水适量，大火煮沸后，改用小火再煮15分钟，加入人参汁和盐稍煮，即成。每日早晨空腹饮用。

功效 益气养血、美容养颜。

中药补血

血液是人体生命活动的重要物质基础，它含有人体所需的各种营养物质。在心肺之气的共同作用下，内至脏腑，外达筋骨，对全身各脏腑组织起着营养作用。血液既要旺盛，又要畅通有条不紊。中医认为，只有血液充足，眼睛才能视物清晰，肤色才能饱满红润。

血液是生命活动的重要物质基础

中医讲"血"

中医理论中经常提到"血"，但是中医的"血"和西医中的"血液"是不能完全等同的。中医理论认为，中焦受气取汁、变化而赤，是谓血。所以血是由气化生而来。虽然中西医所指的血均是血管中运行的红色液体，然而两者的意义及概念却不同。西医认为血是由红细胞、白细胞、血小板及其他蛋白质及电解质所组成。基于不同成分，血液具有各种功能，除了循环功能外，血也涉及身体的免疫及内分泌功能。中医对血有不同的观点，它并不从细胞的角度出发，而是以一个整体观作分析。按中医理论，血是为身体提供营养的红色液体，但其所指的营养不只限于在血管内传递的物质，而是泛指一般的营养物，包括那些非血管传递的营养物。

血的来源

血主要源自"水谷精微"和"精"。一方面，食物会透过脾胃的运化而化为水谷精微，并上输到肺，借着心与肺的气化作用而化生为血；另一方面，藏于肾的精会贯注于骨，化为髓，健康的骨髓便会化生为血。此外，精亦会归为肝，从而化为清血。这就是中医所讲的血的三大来源。

脾对血的化生十分重要，故脾有"气血生化之源"之称。由于饮食会直接影响脾的健康，而脾的健康直接影响气血的生成，因此，要维持健康的身体，我们必须注意均衡饮食及建立一个健康的生活模式。如果出现血虚的症状，适当的食补和药补可以通过脾胃吸收达到补血的目的。

血的功能

血主要是由中焦水谷之精微物质加上营气在心、肺中化生而成。血液具有营养和滋润全身的生理功能。血在脉中循行，内至脏腑，外达皮肉筋骨，如环无端，运行不息，不断地对全身各脏腑组织器官起着充分的营养和滋润作用，以维持正常的生理活动。机体的感觉和运动，必须依赖于血液供应才能维持正常的机能活动。

如果各种原因引起血虚则可出现一系列的病症。血虚的人肤色发黄、口唇色淡、毛发无光泽；血瘀常导致肤色口唇晦暗、皮肤毛发干燥；血热则导致皮肤油腻粗糙、易生痤疮等。

血虚的人需要补血

一般血虚者需要补血。我们中医所说的血虚是指血量不足或血质失常或血液功能失常的病理现象。血虚的主要表现为：面色黄或苍白，嘴唇和手心白，头晕乏力，眼花心悸，失眠多梦，大便干燥，妇女经期延长、血量少、血色淡等。

血虚可以发生在疾病或生长发育等生理情况下，比如贫血患者、处于生长发育阶段的青少年和儿童等，女性由于生理期的影响也应注意补血养血，以利健康。此外，义务献血、外伤失血、手术等急性失血的人群，由于血的流失，更需要加强补血养血。

如何补血

补血时，除了日常要适当多吃些富含"造血原料"的优质蛋白质，必需的微量元素(铁，铜等)，叶酸和维生素B_{12}等营养食物，还应特别注意药物补血，如当归、阿胶等药物都是中医常用的、效果肯定的补血药。

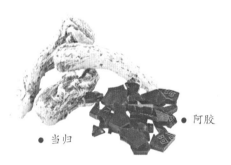

● 阿胶

● 当归

养生课堂

------------------------------ 补血的误区 ------------------------------

补血保健品不能代替贫血治疗

贫血是一种症状，而不是独立的疾病。在治疗时必须明确贫血的类型，如果确定是缺铁性贫血，再进行补铁。市售的各种补血保健品，虽然含有一定量的各种形式的铁，对缺铁性贫血有辅助疗效，但因为铁含量低，不能代替正规补铁。

只吃红枣不可能达到显著的补血效果

红枣虽有补血功能，但若只食用红枣，其补血效果很微弱，所以，要想达到补血效果，可搭配桂圆食用，但不可多食，1周2～3次即可。

阿 胶

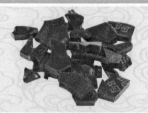

《本草纲目》说阿胶："和血滋阴，除风润燥，化痰清肺。"

药材档案

【性】平

【味】甘

【归经】肺、肝、肾经

【功效】补血、止血、滋阴润燥

功效作用

◎ 用于血虚引起的面色发黄，头晕眼花，心慌等。

◎ 用于吐血、便血、咯血、崩漏、妊娠尿血等多种出血证。

◎ 用于妊娠期胎动不安、先兆流产、习惯性流产等。

阿胶的传说

相传很久以前，民间流传着一种怪病，病人面黄肌瘦，卧床不起，直到气喘咳嗽、咯血而死。一时间万户萧疏，村镇冷落。当时山东东阿县魏家庄有位美丽聪明的姑娘名叫阿胶，她的父母也不幸身患此病，双双去世。阿胶为使众乡亲脱离病痛，只身赴东岳泰山寻求治病药草。

一日，路遇一鹤发童颜长老。长老告知，病可治，药难得：要用一头小黑驴的皮，而这驴是老种蛟龙驹，凶猛异常。阿胶想着众乡亲的病痛，急忙拉着长老说："只要能救人苦难，豁出性命也心甘！"长老听了，微笑点头，阿胶立刻拜师学艺。

经过七七四十九天，把七十二路剑法练得精通，即拜别恩师，到深山去寻找小黑驴。经过一番苦斗，阿胶制伏了小黑驴，按长老的吩咐，熬制驴皮。

阿胶在锅内添八八六十四担泉水，烧九九八十一担桑柴，熬七七四十九个昼夜，亮晶晶，香喷喷的药胶出锅了。病人服一个好一个，想找恩人致谢时，长老和阿胶都不见了。于是人们说，长老是药王菩萨下凡，把阿胶带上仙山当药童了。为了纪念阿胶姑娘，后来就把药胶叫做"阿胶"。

服用方法

阿胶的服法有多种，以上好黄

酒、冰糖伴以阿胶炖化服用，可以治疗妇女月经不调、经水不止、妊娠出血及产后虚弱；也可在上述三者中再加入适量红枣、核桃仁、黑芝麻等炖化服用。

如何鉴别

正品阿胶脆而易碎，碎片断面透明呈琥珀色，取少许放在坩埚内，用火烧，可见冒白烟，有浓烈的麻油味，残渣乌黑色，不与坩埚粘连。人们在购买阿胶的时候可从以上几点进行鉴别，就可以买到正品的阿胶了。

禁忌人群

本品滋腻，消化不良、大便稀薄者慎用。

经典方剂

🏵 阿胶散

组成 阿胶45克（麸炒），鼠粘子（炒香），甘草（炙）各7.5克，马兜铃15克（焙），杏仁7个（去皮、尖，炒），糯米30克（炒）。

做法及用法 上为末，每服3～6克，用水150毫升，煎至90毫升，食后温服。

功效 养阴清肺，止咳平喘。

主治 小儿肺虚有火，咳嗽气喘，咽喉干燥，咳痰不爽，或痰中带血，舌红少苔，脉浮细数。

阿胶推荐药膳

🏵 阿胶蒸鸡

材料 阿胶20克，鸡肉块150克，桂圆肉15克，去核红枣5颗，姜适量。

调料 黄酒、盐、麻油各适量。

做法 上述材料及调料（除麻油）一起蒸熟后，滴加少许麻油。

功效 补血。

应用 适用于血虚眩晕、心慌、崩漏、月经过多、妊娠下血。

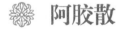 **养生课堂**

-------- 阿胶小档案 --------

阿胶，因发源于山东东阿而得名，正如南北朝著名药学家陶弘景所说："出东阿，故名阿胶。"早在我国现存第一部中药经典《神农本草药》中，就把阿胶列为药中"上品"。汉代的"医圣"张仲景在几首名方中都以阿胶为主药。唐代的"药王"孙思邈也对阿胶的卓越功效作了高度评价。明代伟大的医药学家李时珍，不仅盛赞阿胶为"圣药"，而且特别指出："其胶以乌驴皮得阿井水煎成乃佳尔。"

何首乌

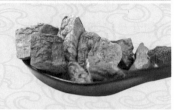

《本草纲目》说何首乌："能养血益肝，固精益肾，健筋骨，乌发，为滋补良药。"

药材档案

【性】微温

【味】甘、涩

【归经】肝、肾经

【功效】补肝肾、益精血

功效作用

用于血虚，头昏目眩，体倦乏力，萎黄；肝肾精血亏虚，眩晕耳鸣，腰膝酸软，须发早白；高血脂。

何首乌的传说

何首乌的名字是有来历的。

据说，很久以前，有一老一少祖孙两个人，到很远很远的深山里去采药，过了好多天了，却都没见到一个人。

就在他们采完药准备往回赶的时候，他们突然发现一个人，一个男人，一个黑发齐腰黑髯齐胸的男人，一个满面红光双目炯炯有神的男人！

顿时，把一老一少的两个人都吓坏了。

老者哆嗦着问："你是谁？是人？是鬼？还是神？"那个男人好像也受了惊吓一般，用不很清楚的话语问："你，你们是干什么的？你们不是抓丁的吧？"这一问，倒把一老一少两个人给问愣了："抓丁？抓什么丁？""不是抓丁就好。"那个男人松了一口气，低头自语道。然后又抬起头问："秦始皇还抓丁吗？"那老者更迷糊了："什么秦始皇，现在是汉武帝元光三年啦，秦始皇抓丁修长城，那已经是近百年前的事啦。"

后来祖孙二人经过仔细询问才知道，原来很久以前，这个男人为了躲避秦始皇抓丁而逃入深山，从此就一直躲在山中，再也没有出去过，谁知世事变迁，不知不觉自己竟在这深山老林中生活已近百年了。

老者问他在这荒无人烟的地方是靠吃什么活下来的，男人用手指了指一根长藤植物说，春夏秋吃它的藤，冬季吃其土中的果实。老者问这是什么植物，男人也不知道。老者见该世外之人每天靠吃这个植物，竟然能够存活百年而不老，料想此植物一定有神奇而独特的功效，又见男人的头发乌黑油亮，于是就给这个植物取了名字叫"合首乌"，后人误传为"何首乌"，老者将何首乌带回山下后，仔细研究，造福了一方百姓。

服用方法

不同的用途要用不同制法的何首乌。治疗便秘时，可直接切片或用晒干后的生何首乌片。治疗肝肾两虚时，则要用经过炮制的"制何首乌"。炮制的办法是：用黑豆煮汁，拌何首乌片上笼蒸后晒干即可，药店内均能买到制何首乌。而用于治疗虚烦不眠、多梦等症时，就要选用其藤茎夜交藤了。

如何鉴别

何首乌与伪品红药子如何鉴别？主要是通过观察药材的性状。何首乌表面凹凸不平，呈红棕色或红褐色，有不规则的浅沟或皱纹，横切面黄棕色或浅红棕色，外周皮部有4～11个近圆形异性维管束（即维管植物的叶和幼茎等器官中，由初生木质部和初生韧皮部共同组成的束状结构）形成层环状。红药子表面也是凹凸不平，颜色呈棕黄色或棕色，横切面红棕色或浅红棕色，异性维管束密集形成层但不呈环状。

经典方剂

 何首乌散

组成 何首乌、防风（去芦头）、白蒺藜（微炒，去刺）、枳壳（麸炒微黄，去瓤）、天麻、胡麻、白僵蚕（微炒）、茺蔚子、蔓荆子各15克。

做法及用法 捣细为散，每服3克，煎茵陈汤调下，不计时候。

主治 适用于妇人血风，皮肤瘙痒，心神烦闷，并治血游风。

来源《太平圣惠方》卷六十九

何首乌推荐药膳

 何首乌粥

材料 制何首乌30克，粳米100克，红枣4颗。

调料 冰糖适量。

做法 将上述所有材料及调料熬煮成粥服用。

功效 补肝肾、益精血。

应用 适用于血虚引起的头晕眼花及肝肾亏虚引起的须发早白、腰酸遗精等。

中药补阴

补阴是中医治疗阴虚证的方法，也叫滋阴、养阴、育阴、益阴，属补法。前文说过，人体内阴阳两种力量必须保持平衡。人体阴气有制约阳气的作用，阴虚则不能制阳，所以阳气会相对偏亢而出现热象，比如手心和脚心热、面色潮红、五心烦热、盗汗、大便干燥、口渴喜冷饮、两目干涩、舌红、脉细数等症状。这种时候，就需要补阴了。

阴阳平衡是生命活力的根本

中医讲"阴"

阴虚是指由于体内津液精血等阴液减少，以阴虚内热为主要特征的体质状态。先天不足或久病失血，积劳伤阴都可导致阴虚病症。如果家族成员体型多偏瘦，孕育时父母体弱或后天失养，均可能导致阴虚。

阴虚的症状

阴虚内热是通常能够听到的说法，常常表现为喜凉，怕热，出虚汗，口臭，皮肤色暗，容易长痘等。为什么现在这么容易上火呢?我们生活在钢筋水泥建筑里，离泥土越来越远，吸取的地气不足，会影响到机体的阴阳平衡，使得体内的"阴"相对不足。为人性情容易焦躁不安、脾气大等等，用中医阴阳来解释就是，阳为气血，阴为火气，气血是身体的主要能源，而火气则是备用能源.身体只有在气血耗尽之后才会"被迫"使用备用能源——火气，此则导致阴虚。就是说一个人如果总是容易焦躁、发脾气的话，说明他的气血水平已经相当低了，身体已经开始依靠火气来满足需要了，这时候就已经导致阴虚了。所以阴虚一个重要特征是爱上火，也就是西医上所说的"发炎，有炎症"。

由此可见，现代人饮食结构的变化、地球气候变热及"太平盛世"人们性生活过多等因素都可以导致"伤阴"，补阴是治疗阴虚症状的重要补虚手段之一，现代人绝不可忽视。

阴虚的人需要补阴

补阴主要是针对阴虚体质。

阴虚证多见于一些慢性病如肺结核、肿瘤放疗之后，也可见于某些热病后期，比如肺炎的发烧大汗之后。脏腑不同发生阴虚的症状有一定差别，如肺阴虚，可有干咳少痰、咯血声嘶；肝阴虚可有两眼干涩、头晕眼花；肾阴虚可有腰膝酸软、梦遗滑精；胃阴虚可有胃中嘈杂、口渴干呕等症状。

如何补阴

中医认为"春夏养阳，秋冬养阴"，因此，秋季是调养生机、去旧更新、恢复和调节人体各脏器机能的最佳时机。春夏养阴犹如中午浇花，浇下去的水分会被蒸发掉一大半，而秋冬养阴就好比傍晚浇花，同样多的水分不但不会被蒸发，还可兼得晨露的滋养。另外在冬季只有补足阴气，才能抵抗寒冷，同时也能加强五脏的功能。

那么，怎样有效"补阴"呢?

保证充足的睡眠

充足的睡眠能改善人的精神状态，精神好就会使人体阴阳协调。

情绪要平静

过度兴奋、激动，都会使阳气浮动，引发疾病。

多元化饮食

充分地食用各种食物，能有效地将阴阳能量输入到人体中。

药物补阴

这是最主要的一种方法。虽然以前经常有"药补不如食补"的说法，但这主要针对健康人群而言。如果身体已出现了明显的症状，比如腰疼、乏力等情况，就应适当用药调理，将药补和食补结合起来才更科学。

● 人体阴阳均衡，才能有健康体魄。

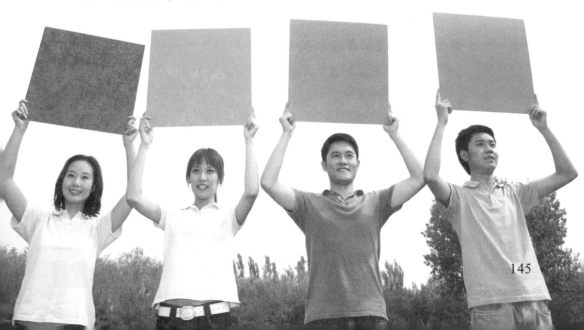

麦门冬

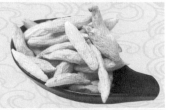

《本草纲目》说麦门冬："古人惟用野生者，后世所用多是种莳而成。"

药材档案

【性】微寒

【味】甘、微苦

【归经】心、肺、胃经

【功效】养阴生津、润肺清心

功效作用

◎ 用于肺阴不足，而有燥热的干咳痰黏、劳热咳嗽等。能养阴、清热、润燥。治燥咳痰黏，咽干鼻燥，常与桑叶、杏仁、阿胶等配伍，如清燥救肺汤；治劳热咳嗽，常配天冬，如《张氏医通》二冬膏。

◎ 用于胃阴虚或热伤胃阴，口渴咽干，大便燥结等。能益胃生津，润燥。治热伤胃阴的口渴，常配玉竹、沙参等，如益胃汤；治热病津伤，肠燥便秘，常与玄参、笔地黄配伍，如《温病条辨》增液汤。

◎ 用于心阴虚及温病热邪扰及心营，心烦不眠，舌绛而干等。能养阴清心，除烦安神。治阴虚有热的心烦不虑，常与生地黄、酸枣仁等同用，如天王补心丹；治邪扰心营，身热烦躁，舌降而干等，常配黄连、生地黄、竹叶心等同用，如清营汤。

麦门冬的传说

据《十州记》载，相传在秦始皇时代，有一只鸟衔来一株草，绿叶像韭菜，淡紫色花瓣，与绿叶相映，煞是雅致。

秦始皇便派人问鬼谷子："此草为何？"据说鬼谷子擅长养性持身，精通医术。见此草便说："此乃东海瀛洲上的不死之药。人死后三天，用其草盖其身，当时即活，一株草就可救活一人。"

秦始皇闻之，遂派方士徐福为使者，带童男童女数千人，乘楼船入东海，以求长生不老之药。

当然，徐福只能一去不返，秦始皇寻仙药也只是梦想。

虽然，麦门冬并不如鬼谷子所言，会有长生不死的神奇功效，但是这个传说也告诉了我们麦门冬的珍贵之处。

服用方法

◎ 二冬膏：天冬、麦门冬各等量。加水煎取浓汁，入约等量的炼蜜共煎沸。每次吃1匙。

源于《张氏医通》。本方以二冬养阴润肺，清热降火。用于阴虚肺热或肺痨咳嗽，咽干口渴，发热或潮热等症。

◎ 麦门冬粟米粥：麦门冬15克，鲜竹叶10克，粟米100克。麦门冬、竹叶煎水取汁，粟米加水煮至半熟时加入前汁，再煮至粥熟。

源于《外台秘要》麦门冬饮（去原方鸡蛋白）。本方麦门冬养阴清心，竹叶清心除烦，粟米养胃、除烦热。用于心热烦闷，口渴，舌红少津。

如何鉴别

临床上常用的有麦门冬、山麦门冬、大麦门冬，假麦门冬为萱草根。麦门冬呈纺锤形，两端略尖，表面黄白色或淡黄色，质柔韧，中央有细小木心（中柱）。山麦门冬呈纺锤形，但外表粗糙，不如麦门冬柔软、滋润、洁白。大麦门冬呈矩圆形，块根较其他麦门冬大，两端钝圆，干后坚硬。假麦门冬也呈纺锤形，表面灰黄色或土黄色，有少许横纹，质疏松而轻，易折断。

禁忌人群

风寒感冒、痰湿咳嗽或脾胃虚寒泄泻者忌用。用麦门冬的过敏表现为恶心、呕吐、心慌、烦躁、全身红斑、瘙痒。

经典方剂

❀ 麦门冬汤

组成 麦门冬70克，半夏10克，人参、甘草各6克，粳米5克，红枣4颗。

做法及用法 将以上六味中药，以水一斗二升煎煮，煮取6升，温服1升，日三夜一服。

主治 改善火逆上气，咽喉不利。

注意 肺痿属于虚寒者不宜用。

来源 《金匮要略》

麦门冬推荐药膳

❀ 麦门冬粥

材料 麦门冬、枸杞子各15克，粳米50克。

调料 冰糖适量。

做法 以上各材料同煮成粥即可。可在早晚服用。

应用 适用于有肺燥、干咳、无痰等病症的病人食用。

中药补阳

根据《易经》的阴阳理论，我们认为，阳气是生命的动力和源泉。一旦阳气耗尽，阴气盈满，生命就终止了。所以我们要想永葆健康，必须坚持不懈地保养与延长我们的阳气，对抗阴气的生长，从而使阳气始终处于旺盛的状态。这就是《易经》这部玄妙与智慧之书告诉我们的养生真谛。

阳气是生命的动力和源泉

中医讲"阳"

古人观察到自然界中各种对立又相连的大自然现象，如天地、日月、昼夜、寒暑、男女、上下等，以哲学的思想方式，归纳出"阴阳"的概念。一般来说，凡是剧烈运动着的、外向的、上升的、温热的、明亮的，都属于阳；相对静止着的、内守的、下降的、寒冷的、晦暗的，都属于阴。以天地而言，天气轻清为阳，地气重浊为阴；以水火而言，水性寒而润下属阴，火性热而炎上属阳。

养护阳气是养生治病之本

在我们身体上也存在阴阳的对立统一。关于阳气，有名专家的比喻很恰当，他说人的身体好比银行，阳气就是我们使用的货币。今天透支一点，明天透支一点，日积月累，银行就不干了。

古人把阳气比作天空与太阳的关系，如果天空没有太阳，那么大地就是黑暗不明的，万物也不能生长。所以天地的运行，必须有太阳。而人身的阳气，要调和才能巩固它的防护功能，不然就会招致病邪的侵入。就像《黄帝内经》说："阳气者，若天与日，失其所，则折寿而不彰"，所以，养护阳气是养生治病之本。

阳气旺盛，百病不侵

《黄帝内经·素问》里说："阳者卫外而为固也"，就是指我们每个人都有与生俱来有抵御外邪的能力，这种能力就是阳气。在中医里阳气又被叫做"卫阳"、"卫气"。卫就是卫兵、保卫的意思。就是说阳气好比人体的卫兵，它们分布在肌肤表层，负责抵制一切外邪，保卫人体的安全。任何人，只要阳气旺盛，就可以百病不侵。

阳气虚衰，就像一个国家没有自

己的军队一样，很容易就会受到外来的侵害。国家失去保护受到侵害会天下大乱，严重了就会亡国；身体失去卫护就会生病，严重了就会死亡。

阳气推动人体体液循环

人体血液、津液在体内的运行循环，都需要阳气为之敷布运行。因为血液、津液需要通过阳气的汽化作用，才能营养全身，产生精神活动和脏腑机能，如此才能使各个器官正常运转。人体正常的体液都需要阳气来养护推动，体液占人体70%，阳气不足，最明显的一个表现就是人体湿邪过重。正常的体液是滋润人体肌肤和运行五脏六腑必不可少的，过多或过少都会引起人体的病态反应。少了就是火，多了就是痰湿。现代人大部分的慢性病或疑难病症都是由阳气不足引起的体内阴液失调造成的。

阳虚的人需要补阳

笼统地说，几乎所有的成年人都需要补阳。研究显示：80%的现代人都阳气不足。一般来讲人24岁之前先天的元阳之气很足，人体神经、肌肉、骨骼都处于最佳状态。24岁以后，人们身上的压力会逐步增多，耗费精神过度，也就是耗费阳气过度，身体呈现出阴盛阳虚的状态。除了先天疾病，人24岁之前很少有患糖尿病、脂肪肝、心脏病等慢性疾病的，

正是因为阳气旺盛，起到很好的保护作用。24岁以后，阳气被耗费太多，疾病就找上门来。即使没有患上严重的疾病，很多人也都处于亚健康状态下。这就是中医讲的"万病皆损于一元阳气"。

阳虚主要的表现就是气弱、脉弱、怕冷、身体发凉，有了这些症状，就证明你出现阳虚了。另外脾阳虚表现为不想吃东西，吃下去不消化，肚子发冷，拉肚子；心阳虚的表现就是胸部发凉，心脏部位发凉、怕冷，而且稍微劳累一点就心慌，脸色不好；肝阳虚的表现为生命萎靡不振，没有生机；肾阳虚最典型的症状，就是神疲乏力等。一旦出现这些问题，就是身体在向你报警：需要补阳了。

如何补阳

我们的祖先从很早的时候就知道运用中药来补阳。按照中医理论，大自然中所有的物质都是分阴性和阳性的，所以当人体阳气虚衰时，就可以用自然界中属阳的物质去补阳。比如附子生长在深山沟里，为了能够达到阴阳协调，它必须练就自己抗寒的能力，所以它大辛大热。当我们阳气虚了，就可以通过摄入附子纠正我们阴阳的失调。药物和食物都来自于大自然，都是大自然的恩赐。

鹿茸

《本草纲目》说鹿茸："生精补髓，养血益阳，强健筋骨。治一切虚损，耳聋。"

药材档案

【性】温

【味】甘、咸

【归经】肝、肾经

【功效】壮肾阳、益精血、强筋骨、调冲任、敛疮毒

功效作用

◎ 用于肾阳不足及精血亏虚引起的阳痿、筋骨乏力、头晕耳鸣等。

◎ 用于阳虚充任不固引起的宫冷不孕、崩漏带下等。

◎ 用于血虚重症兼阳气衰微引起的消瘦体弱或贫血等。

◎ 用于精血不足引起的小儿发育不良。

◎ 用于溃疡创口、化脓性感染的创伤等。

鹿茸的传说

从前有三个兄弟，父母死了以后，他们就分了家。老大为人尖刻毒辣；老二为人吝啬狡诈；老三为人忠厚老实、勇敢勤劳，受到人们的交口称赞。

一天，兄弟三人一起去森林打猎。老三击中了一头梅花鹿的头部，把鹿打死了。怎么分呢？尖刻的老大说："谁先打着哪里就分哪里"，精明的老二就极力表示赞同。于是，忠厚的老三只好提着一个没有肉的鹿头回家了。

按照寨规，不管谁打着野味，都要分一部分给大家尝尝。老三分的鹿头上一点肉也没有，怎么分给大家呢？他想出一个办法：把鹿头放到装有满满两挑水的锅里煮。由于肉太少，鹿角也没扔掉，都放进去熬成了一锅汤，把汤给寨子里的每个乡亲都端去一碗。

结果，吃了很多鹿肉的老大、老二没有把身子补好，反而是喝了鹿头汤的人，却一个个觉得全身发热，感觉手脚有了使不完的劲，人也变得强壮了。

有经验的老人想，以前吃鹿肉从没将鹿角放在一起做的，这次老三把一对嫩角都放进去煮了，结果效果截然不同。

以后，人们反复试了几次，证明嫩鹿角确实有滋补身体的功效。因为嫩鹿角上长有很多的茸毛，于是大家就把这种大补药叫做"鹿茸"了。

服用方法

◎ 嚼化：将鹿茸片含在嘴里，待嘴里充满唾液是咽下，鹿茸片没有药味后，嚼碎吃下。

◎ 泡茶：将鹿茸片用开水冲泡即可，代茶饮。

◎ 研粉装进空胶囊服用。

如何鉴别

真鹿茸体轻，质硬、脆，气微腥，味咸。有一或两个分枝，外皮红棕色，多光润，表面密生红黄或棕黄色细茸毛，皮茸紧贴，不易剥离。好的鹿茸粗壮、挺圆、顶端丰满、断面蜂窝状，组织致密。而假鹿茸片厚薄不均，外皮灰褐色，毛短，切面棕紫色、无蜂窝状细孔，外皮可剥离。

禁忌人群

◎ 高血压患者。

◎ 经常上火的人。

◎ 感冒发烧者。

◎ 过敏体质慎用鹿茸。

◎ 经常流鼻血或女子月经量多、血色鲜红，表现是血热的人也应慎用。

经典方剂

 四味鹿茸丸

组成 鹿茸(酥炙，另捣成泥)、五味子、当归身各30克，熟地黄60克。

做法及用法 上为细末，酒和丸，如梧桐子大。每服40～50丸，空腹时用温酒送下。

主治 肝肾督脉皆虚，咳嗽吐血，脉虚无力，上热下寒。

鹿茸推荐药膳

 参茸什锦粥

材料 鹿茸片1.5克，海参20克，大虾10克，干贝、火腿各5克，口蘑、冬笋各适量。

调料 盐、料酒、味精、水淀粉、鸡油各适量。

做法 1 把海参、大虾清洗干净，切丁，汆烫后沥干；火腿、冬笋、口蘑洗净切成丁，备用。

2 锅内放汤，先加入盐、料酒，再放入大虾丁、海参丁、干贝、火腿丁、口蘑丁、冬笋丁，烧开，放入味精、鹿茸片，用水淀粉勾芡，淋上鸡油即可食用。

功效 壮阳益精。

肉苁蓉

《本草纲目》说肉苁蓉："补而不峻，故有苁蓉之号。"

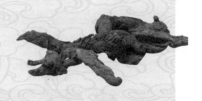

药材档案

【性】温

【味】甘、咸

【归经】肾、大肠经

【功效】补肾阳、益精血、润肠通便

功效作用

◎ 用于肾阳虚引起的筋骨痿软、腰膝酸软、耳鸣目昏、健忘失聪、阳痿不育、宫冷不孕等。

◎ 用于老年人肾阳不足及精血亏虚引起的便秘。

◎ 调节循环系统，保护缺血心肌、降血脂，抗动脉粥样硬化，降低外周血管阻力，扩张外周血管，降低血压，保护肝脏，对抗脂肪肝的形成。

◎ 延缓衰老。肉苁蓉对人体下脑垂体、性腺、胸腺等部位的老化均有明显的延缓作用。

肉苁蓉的传说

传说中，肉苁蓉是天神派神马赐给成吉思汗的神物。历史上著名的"十三翼之战"是铁木真(成吉思汗)统一蒙古草原各部时的一次重要战役。金明昌元年(1190年)，铁木真的结拜兄弟札木合，因嫉恨铁木真的强大，联合泰赤乌等13部共3万人，进攻铁木真。铁木真得报后，集结部众3万人，组成13翼(营)迎敌。双方大战，铁木真失利，被围困于长满梭梭林的沙山，饥渴难耐，筋疲力尽。札木合当众残忍地将俘虏分70大锅煮杀，激怒了天神。天神派出神马，神马一跃到成吉思汗前面后，仰天长鸣，将精血射向梭梭树根，然后用蹄子刨出了像神马生殖器一样的植物根块，成吉思汗与部将们吃了根块。神力涌现，冲下沙山，一举击溃了札木合部落，抢了财物和女人，为统一蒙古奠定了基础。从此，成吉思汗拉开了一个征服欧亚大陆的时代。

服用方法

将肉苁蓉半埋于沙土中，晒干，洗净，润透后切片，或用肉苁蓉片加黄酒蒸后即为酒苁蓉。肉苁蓉200克放入3千克白酒内浸泡7～15日后，每日饮用10～30毫升。

如何鉴别

肉苁蓉肉质茎呈长扁圆柱形，长3～15厘米，直径2～8厘米，下粗上细。表面棕褐色或灰棕色，密被覆瓦状排列的肉质鳞叶，鳞叶菱形或三角形。体重，质硬难折断。断面棕褐色，有淡棕色点状维管束，排列成波状环纹，木部约占4/5，有时中空。气微，味甜，微苦。以条粗壮，密生鳞叶，质柔润者为佳。

商品有淡苁蓉和咸苁蓉两种，淡苁蓉以个大身肥、鳞细、颜色灰褐色至黑褐色、油性大、茎肉质而软者为佳。咸苁蓉以色黑质糯、细鳞粗条、体扁圆形者为佳。习惯认为产于内蒙古者为最著。

禁忌人群

◎ 大便稀薄者忌用。

◎ 阳强易举者忌用。

◎ 服药期间忌饮茶。

经典方剂

🏵 黄芪滑石汤

组成 黄芪、茯苓各15克，滑石、王不留行子、扁豆花、车前草各9克，甘草3克，菟丝子12克，肉苁蓉10克。

做法及用法 每日1剂，水煎服。

主治 男子性功能障碍、功能性不射精、不育。表现为在正常的性刺激下无性欲高潮，不能随意射精，性生活不能以射精结束，而出现遗精等临床症状。

肉苁蓉推荐药膳

🏵 苁蓉山药羊肉羹

材料 新鲜肉苁蓉150克，新鲜山药50克，羊肉100克。

调料 盐、鸡精、酒各适量。

做法 1 肉苁蓉去鳞，用酒洗，与山药片、羊肉块加水适量同煮成羹。

2 煮熟后再加盐、鸡精调味即可。

功效 补肾养肝。

应用 适用于肾阳虚及经血少引起的腰痛、肢冷、阳痿等。

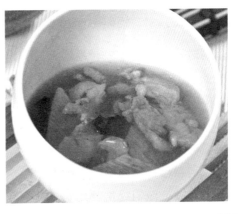

冬虫夏草

《本草纲目》说冬虫夏草："功与人参同宜老人。治腰膝间痛楚，有益肾之功。"

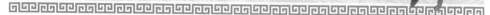

药材档案

【性】平

【味】甘

【归经】肾、肺经

【功效】补肾壮阳、补肺平喘、止血化痰

功效作用

用于肾虚阳痿，遗精，头昏耳鸣；肺虚或肺肾两虚，喘咳短气，或咯血；体虚自汗，畏风。

冬虫夏草的传说

话说在公元690年，晚年的武则天体衰多病，咳嗽不止，只要稍感风寒就会引起病情加重，尤其是到了冬季的时候，更是不敢轻易地出门。太医们用了很多贵重的药品，但是都不见多少疗效。

跟随了武则天多年的御膳房康师傅，更是看在眼里，急在心里。他记得以前自己在家乡时，老人们都个个身强体壮，他们经常都用冬虫夏草炖鸡来滋补身体，于是就想给武则天也做一道冬虫夏草鸡试试看。

因为鸡是"发物"，有可能引起老病复发，于是康师傅改用鸭子取而代之。当鸭子炖好后，康师傅端给武则天品尝，却不料武则天看见汤里有黑糊糊的似虫非虫的东西，就认定康师傅是要害她，于是将康师傅打入了大牢。

御膳房的李师傅与康师傅是多年的同乡好友。李师傅非常同情康师傅的遭遇，他想只有用冬虫夏草治好武则天的病，才能救得了康师傅，还康师傅的清白。可是，武则天看到像虫子的冬虫夏草就拒绝进食，怎么才能让她吃进肚子里呢？于是，李师傅想出一个好办法，那就是把冬虫夏草塞进鸭肚里，再放进锅里去炖，这样的话武则天就看不到黑糊糊像虫子似的冬虫夏草了。

武则天吃了李师傅炖的鸭汤以后，觉得汤鲜味美，此后便让李师傅一天两次给自己炖鸭汤喝，却不知这鸭汤另有奥妙。一个月后，武则天果然气色好转，不再咳嗽。此时，李师傅才把事情的经过，原原本本地向武则天做了讲述。武则天知道自己错怪了忠臣，立即派人把康师傅请出大牢，康师傅因此而获救。

从此，冬虫夏草全鸭汤这道既能佐餐，又能治病的名菜身价百倍，成了御膳房的一道名菜。后来这道菜又流传到民间，一千多年来，盛行不衰。

服用方法

◎ 虫草人参酒：虫草、人参各等量。以酒浸泡。每次饮1小杯。用于元气不足，肾虚阳痿。

◎ 虫草白及粥：虫草6克，白及10克，粳米50克。二药研细末，粳米加水煮成稀粥，米近熟时加入药末及冰糖，煮至米熟粥稠。用于虚劳咳嗽，咽干痰少，咯血。

如何鉴别

假虫草色泽比真虫草略黄而不光亮，细看黄色带点状，味臭，断面类白色有暗点并有髓腔。其他外观完全和真虫草相同。假虫草用开水浸泡10分钟，会慢慢显出原形，黄色开始脱落，假菌座也开始脱落，与虫体分开。虫体有的变成植物根茎、地蚕，有的变成僵蚕体，菌座慢慢变成类白色的黄花菜，黑褐色完全褪掉，浸泡的开水变成浅黑色，微有黏性。

禁忌人群

冬虫夏草毕竟是补药，不适合所有人群，体质偏热者最好别吃。

经典方剂

✿ 虫草人参汤

组成 冬虫夏草、人参各10克，甘草5克。

做法及用法 加水煎汤。

主治 治疗神疲自汗，乏力。

冬虫夏草推荐药膳

✿ 虫草枸杞子羊肉汤

材料 虫草20克，羊肉片500克，淮山30克，枸杞子15克，蜜枣适量。

调料 生姜、盐各适量。

做法 将以上材料和调料（盐除外）一起放入锅中，先用大火煮沸，再改用小火炖熟，再加盐适量。

功效 调补肝肾，益精壮阳。适用于肝肾亏虚引起的宫冷不孕、精少不育、子宫发育不良、女性带下、阴冷不育、腰酸腿软、夜尿频多、阳痿早泄等。

应用 外感发热、湿热内蕴者不宜服用。

杜仲

《本草纲目》说杜仲："甘温能补，微辛能润，故能入肝而滋肾。"

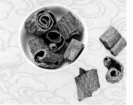

药材档案

【性】温

【味】甘

【归经】肝、肾经

【功效】补肝肾、强筋骨、安胎

功效作用

◎ 用于肝肾不足引起的腰膝酸软、下肢萎软、阳痿等。

◎ 用于肝肾亏虚引起的妊娠下血、胎动不安或习惯性流产等。

◎ 用于小儿麻痹后遗症，小儿行走过迟，下肢无力。

如何鉴别

正品杜仲皮，扁平板块状，外表淡棕色或灰褐色，或斜方形横裂的皮孔，内表面暗紫色，断面有细密银白色富弹性的橡胶丝。

禁忌人群

杜仲性温，阴虚火旺者慎用。

杜仲推荐药膳

杜仲鸡蛋

材料 杜仲20克，续断15克，鸡蛋2个。

调料 无。

做法 以上材料同煮，蛋熟后，剥去蛋壳，再用小火稍煮，吃蛋喝汤。

功效 补肝肾，兼安胎。

应用 适用于肝肾亏虚引起的腰膝酸痛、转侧屈伸不利或胎动不安等。

田七杜仲炖猪腰

材料 猪腰1对，栗子肉100克，田七15克，杜仲30克，葱段、姜片各少许。

调料 盐适量，胡椒粉半小匙，料酒1大匙。

做法 1 猪腰洗净剖开去筋膜，浸去血水后切花刀，汆烫后捞出沥干；栗子肉、田七、杜仲洗净。

2 锅置火上，加水煮沸，放入所有材料，加料酒以大火煲滚，转小火煲2小时，放入盐、胡椒粉即可。

第八章

中药补脏腑

五脏是人体心、肝、脾、肺、肾五个脏器的合称。五脏的主要生理功能是生化和储藏精、气、血、津液和神，所以五脏又叫五神脏。六腑是人体的胆、胃、大肠、小肠、三焦、膀胱六个脏器的合称。六腑的主要生理功能是消化、吸收、传导和排泄。基于五脏六腑功能的重要性，平时应适时给予恰当的中药补养。

中药补肝

肝位于上腹部，横膈之下。肝脏是人内最大的腺体，有很多重要的功能。其主要生理功能是主藏血和主疏泻。肝与胆本身直接相连，又互为表里。肝的经脉循行于胁肋、小腹和外生殖器等部位，故这些部位的病症多从肝论治。

肝：将军之官，谋虑出焉

中医讲"肝"

肝，人体五脏之一，是脊椎动物身体内以代谢功能为主的一个器官，并在身体里面肩负着去氧化，储存肝糖，分泌性蛋白质的合成等任务。肝脏也制造消化系统中之胆汁。中医认为，肝与胆相为表里，开窍于目，肝主藏血，肝主疏泄，有贮藏和调节血液的功能。《素问·五脏生成》："肝之合筋也，其荣爪也。"

肝在五脏中的地位

虽说心肺居横膈之上，地处统治地位，被视为君王与宰相，而军中不可无大将。在《素问·灵兰秘典论》中，称"肝者，将军之官，谋虑出焉"。肝被比成一个有胆有识的将军，它不仅具有消化与解毒功能，而且对人体精神起着重要的控制作用，肝失调所引起的病症是复杂多变的。

肝的重要作用

主藏血

肝具有贮藏和调节血量的功能。有人会问，前面不是说心主血，依靠心的推动，血液才能在脉管内循行不止，怎么又变成肝了呢？唐朝医学名家王冰是这样解释的："肝藏血，心行之，人动则血运于诸经，人静则血归于肝脏"，也就是说，在人体活动时，肝脏把贮藏的血液供给全身，使肢体、大脑血量充足而发挥作用；休息时，大量的血液回藏于肝进行休整，以保证人体活动时的需要。所以人体的活动耐力在很大程度上取决于肝的藏血功能，因此又有了"肝为罢（疲）极之本"和"足受血而能步，掌受血而能握，指受血而能摄"的说法。大凡得了肝病的人普遍都有一个感觉——疲劳，这是因为肝藏血之功能受到了破坏，不能受血于肢体所引起的。

主疏泄

疏泄，也就是疏通、舒畅的意

思。肝主疏泄的功能主要表现在调节精神情志，促进消化吸收，以及维持气血、津液的运行三方面。

调节精神情志

中医认为，人的精神活动除由心所主外，还与肝的疏泄功能有关。肝的这一功能正常，人体就能较好地协调自身的精神、情志活动，表现为精神愉快、心情舒畅、理智灵敏；疏泄不及，肝气不舒畅，郁结，就会影响人的情志，不仅会使人感到胸闷，而且会很容易生气，终日郁郁寡欢，影响对问题的正确的判断，而全身气血因肝气郁结也会导致循行不畅，久而久之就会引起各种疾病。《红楼梦》里的林黛玉，就是肝气郁结的一个典型的例子。而疏泄太过，则表现为兴奋状态，如烦躁易怒、头晕胀痛、失眠多梦等。

促进消化吸收

肝的疏泄功能有助于脾胃的升降和胆汁的分泌，以保持正常的消化、吸收功能。如肝失疏泄，可影响脾胃的升降和胆汁的排泄，从而出现消化功能异常的症状，如食欲不振、消化不良、嗳气泛酸，或腹胀、腹泻等，中医将此称为"肝胃不和"或"肝脾不调"。

维持气血、津液的运行

肝的疏泄功能直接影响着气机的调畅。如肝失疏泄，气机阻滞，可出现胸胁、乳房或少腹胀痛。气是血液运行的动力，气行则血行，气滞则血瘀。若肝失疏泄，气滞血瘀，则可见胸胁刺痛，甚至症积、肿块，女子还可出现经行不畅、痛经和经闭等。

如何补肝

有句话叫"心肝宝贝"，传递温馨之余，在另一个角度还折射出人们对肝脏重要性的认识由来已久。肝是人体最重要却又脆弱的器官之一，它的健康与否直接影响到人们日常生活的质量。现代人的生活方式、高脂饮食等不良的生活习惯，无不在悄悄地加重肝脏的负荷，为了您幸福的"生活航程"，从现在就开始"保肝护航"吧！

在中医著作《素问·脏气法时论》中，对肝病的季节规律有如下阐述："病在肝，愈于夏，夏不愈，甚于秋，秋不死，持于冬，起于春，禁当风。"

春天来了，肝气旺盛的人动不动就容易发火、无名紧张、做事急躁。这是为何？原来，随着万物复苏，人体肝功能的活动也逐渐活跃，而肝气过盛外加气候变化带来的风热风寒之邪，很容易导致旧病复发。

药物调治肝的养生保健方法分为补法和清法。所以肝气旺盛的人在春天应注意调理肝脏。

当归

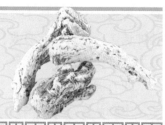

《本草纲目》说当归："润肠胃、筋骨、皮肤，治痈疽，排脓止痛，和血补血。"

药材档案

【性】温

【味】甘、辛

【归经】肝、心、脾经

【功效】补血活血、调经止痛、通肠润便、养肝

功效作用

◎ 许多人都将当归列入补血的功能范畴，然而实际上当归的保肝功效也十分显著。

◎ 用于血虚引起的面色发黄、头晕眼花、心慌失眠等。

◎ 用于血虚或血虚兼血瘀引起的妇女月经不调、痛经、闭经等。

◎ 用于血虚便秘。

当归的传说

相传在很早以前，在岷山脚下住着一对恩爱夫妻。男的叫荆夫，女的叫秦娘。夫妻二人过着安居乐业的生活。不久，秦娘怀孕生子，得了产后血症，荆夫四处求医治疗，不见好转。一天，来了一位老道，声称他居住在峨眉山下，管种百草百药，医治人间疾病，如荆夫愿去求药，秦娘之病可治。荆夫听说能治好秦娘疾病，当即随老道前往。经过千里跋涉，终于到了峨眉山。老道人将荆夫领到一座茅庵旁，指着一种紫杆绿叶开着白色伞形花序的植物说："这就是你要找的那种药，现在正在开花，要得成药，最少要三年时间，今年采子，明年育苗，到了后年才能栽种成药。还得施肥除草。精心护理，如有疏忽，时间倍增。"

荆夫按老道的指点，披星戴月，辛勤栽种。三年过去，所栽之药有了收获，即取药拜别老道。老道说："眼下秦娘病重，正盼你归，当归，当归！"当归之名即从此来。荆夫回到家里，果然秦娘已危在旦夕。他当即将所带之药给秦娘服用，病情立见好转，不久秦娘便痊愈。

服用方法

"当归荸荠薏仁粥"可清热解

毒，活血止痛，健脾利湿，适于咽喉肿痛，痰热咳嗽，心烦口渴。做法为：将当归切成片，入锅煮30分钟，去渣后加入荸荠和薏仁煮成粥，出锅后加蜂蜜食用。

"当归米粥"具有补血调经，活血止痛，润肠通便的作用。做法为：每日取当归15克，用温水浸泡片刻，加水200毫升，先煎浓汁约100毫升，去渣取汁，入粳米50克，红枣5颗，砂糖适量，再加水300毫升左右，煮至米开汤稠为度。每日早晚餐空腹，温热顿服。

如何鉴别

市场上有时候可以见到"欧当归"伪充正品当归，其鉴别方法是滴加碘液。

正品当归片一般呈黄色，微翘，质柔韧，中间有浅棕色环纹。"欧当归"是黄白色或灰棕色，质柔韧，断面有纵横纹。如果在"欧当归"的横切面上滴加碘液1～2滴，可见到饮片的外周立即变成蓝色，并且内侧可见蓝色放射状的纹理，正品当归的横切面滴加碘液后外周则逐渐显出星星点点的蓝色。

禁忌人群

◎ 湿阻中满及大便溏泄者慎服。

◎《药对》：恶湿面，畏生姜。

◎《本草经疏》：肠胃薄弱，泄泻溏薄及一切脾胃病恶食、不思饮食及食不消，并禁用之，即在产后胎前亦不得入。

◎《本草汇言》：风寒未清，恶寒发热，表证外见者，禁用之。

经典方剂

❀ 当归散

组成 当归、黄芩、芍药、川芎各210克，白术105克。

做法及用法 上药研为散。每服6克，温酒送下，每日2次。

功效 养血健脾，清热安胎。

当归推荐药膳

❀ 当归参鸡汤

材料 母鸡肉500克，当归、党参各15克，葱、姜各少许。

调料 盐少许。

做法 以上材料洗净熬汤，按个人口味加入调料调味。

功效 补血调经。

应用 适用于妇女血虚面色发黄、头晕眼花、心慌失眠、月经不调、产后体虚等。

中药补肾

肾：先天之本，后天之精

中医讲"肾"

西医学说肾是人体泌尿系统的一个脏器，位于腰1~3椎左右两侧，形如蚕豆，其生理功能则主管尿液分泌排泄和调节人体水液代谢，但是中医对肾的生理病理认识并不局限于肾脏本身，其范围、含义则要广得多。

肾的作用

肾藏精，主生长发育

精有精华之意，指人体最重要的物质基础。肾能藏精，而精又能化生髓，髓居骨中，骨靠髓来充养，髓又聚汇于脑。所以《内经》有"肾生骨髓"，"肾不生则髓不能满"，"脑为髓之海"之说。说明肾气充足则骨质坚固，体格健康；精足髓充则脑力灵敏精巧。反之则骨质疏松，行走无力，而髓海空虚就迟钝健忘。因此，临床常以补肾益肾法治疗骨科及内科的神经衰弱等不同病症。

肾主水

肾具有主持全身水液代谢、维持体内水液平衡的作用。水液代谢包括两个方面：一是将来自水谷精微、具有滋润、濡养作用的津液输布全身；二是将各组织的排泄物排出体外。而水液代谢过程的实现，主要依赖肾的"气化"功能。

肾主纳气

肾主管二阴、耳窍，并且"其华在发"。所谓二阴，即指尿道和肛门，为肾之下窍。肾功能正常时，尿液、粪便的排泄才能各走其道。当肾气虚时，可导致小便失禁或排尿不尽；肾阳不足则大便稀；肾阴不足可致便秘。

再有，耳为肾之上窍，肾气充足则听觉聪灵，肾气虚损则耳鸣耳聋。老年人大多耳背失聪，均与肾虚有关。因此《内经》说"肾气通于耳，肾和则耳能闻五音矣"。头发的营养虽来源于血，但发的生机却根源于肾气。肾气充实之人，头发茂密乌黑光泽；肾气虚弱的人，则毛发稀疏脱落，或变白无光泽。《素问·五脏生成篇》讲："肾之合骨也，其荣发也。"就是说明肾藏精，精足则血盛，血盛则发荣，发为血之余的基本道理。

由上可见，中医所说的肾，不仅

与人体健康有密切的内在联系，同时对养生抗衰也具有积极的指导意义。

肾虚的表现

肾为先天之本，是人体生殖发育的根源，也是脏腑机能活动的原动力。肾虚是一个笼统的名词，主要区分为肾阳虚和肾阴虚，这两个证形表现不一样。

肾阳虚的病人表现为面色白或黧黑、畏寒怕冷、身体水肿、精神不振、腰腿冷痛、尿频、易受凉腹泻、性欲减退。此外，女子会出现不孕、遗尿等症状。

肾阴虚的病人主要是面容憔悴、腰背酸痛、两腿无力，心烦易怒，经常感到无名低热，脸颊泛红，并且还会出现头晕目眩、耳聋耳鸣、失眠多梦、盗汗、咽干、男子阳痿或阳强不倒、性欲亢进、遗精早泄、女性经少、经闭、崩漏、不孕、尿短赤黄等症状。

如何补肾

要想正确地选择补肾药物和食物，首先要对肾虚进行准确的中医辨证。肾阴虚的病人如果服用了补肾阳虚的药物，其效果就会适得其反。所以在选择药补之前首先应正确判断出自己属于哪种肾虚类型，若不能自行判断，需听从医嘱，切勿自行乱补。

通常情况下冬至前后，人们纷纷进补，蓄积营养，强身健体。历代养生家通过实践证明，寒风刺骨、大雪封地的冬季，确是保养肾气的最佳时节。适当运动，健肾强身。善养生者，在冬季更注重锻炼身体，以取得养筋健骨、舒筋活络、畅通血脉、增强自身抵抗力之效。锻炼时运动量要适当，散步、慢跑、做健身、打太极拳都是很好的运动方式，只要持之以恒，定能达到健肾强体之目的。

需要指出的是，虽然"阳痿"、"早泄"等性功能健康问题与肾阳虚有一定的关系，而实际上，传统中医理论里的"补肾壮阳"是人体抵抗疾病的中医理论，男女皆可以补肾壮阳，而不是只有出现"阳痿""早泄"等性功能障碍的男性才可以补。

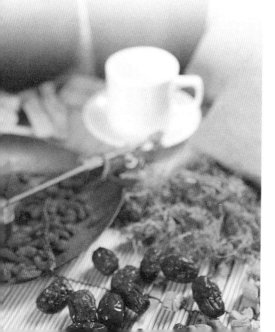

● 在选择药补前需先判断自己的实际情况到底属于肾阴虚还是肾阳虚，然后再有针对性地补肾。

淫羊藿

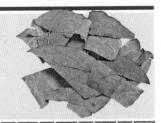

《本草纲目》说淫羊藿："有益精气，坚筋骨，补腰膝，强心力。"

药材档案

【性】温

【味】辛、甘

【归经】肝、肾经

【功效】补肾、祛风除湿、止咳平喘

功效作用

◎ 用于肾阳虚衰引起的腰膝酸软、夜尿频多、阳痿遗精、滑泄、宫冷不孕等症。

◎ 用于肝肾不足引起的四肢湿冷、挛急抽搐等症。

◎ 用于风寒湿邪侵袭人体引起的肢体麻木、四肢痹痛等。

◎ 用于肾阳虚引起的喘咳或更年期高血压。

淫羊藿的传说

从前有一位给财主家放羊的放羊娃。一天，他把一群羊儿赶进了青海大草原，放羊娃就到青海湖游泳，到花丛中捉蝴蝶。待到放羊娃再来赶羊时，羊群却不知了去向。

放羊娃不敢回财主家，就到大草原上到处找，找了一年终于把羊群找到了。放羊娃把羊群赶回财主家，财主一数，发现原来一百多只的羊现在变成两百多只了。他问是不是放羊娃偷来的羊，放羊娃说不是。财主百思不得其解，连忙去向李时珍请教。

李时珍和财主家放羊娃来到羊群吃草的地方。李时珍把羊儿爱吃的那种草看了又看，反复咀嚼，然后采集一些回去。

因为财主的儿子、儿媳婚后5年没有生子，李时珍便把采回的那种草给了他们一些，让他们同时服用。谁知一个月后，财主的儿媳怀孕了。

真相大白，财主一家自是欢喜。李时珍更是兴奋，因为他的《本草纲目》又添了一味新草药。因为此草药功效主要在异性交配与生育方面，所以李时珍给它取名"淫羊藿"。

服用方法

食用淫羊藿的方法多样，比如说泡酒：取本品50克，加熟地50克，鸡血藤30克，切碎，放入瓷坛内，加入白酒1000毫升密封，泡15天即成。每次饮20毫升，每日2次。制膏：取本品50克，配仙茅50克，巴戟天、知母、当归各30克，加水煎煮2次，滤出药液合并后，用小火浓缩成膏，加入蜂蜜搅匀，收盛瓶中备用。温开水冲服，每次10毫升。

如何鉴别

　　淫羊藿叶卵圆形，叶尖呈微尖或钝圆形，叶基为心形，叶面上有微毛。黔岭淫羊藿叶片较窄短，叶背有棕色绒毛，不宜食用。

禁忌人群

◎ 淫羊藿壮阳助火，实热症及阴虚火旺者不宜用。

◎ 性欲亢进者不宜服用。

经典方剂

紫石英助阳方

组成 紫石英30克，淫羊藿、川断各15克，川椒1.5克，巴戟天、葫芦巴、菟丝子各10克，肉桂、九香虫各6克，桑螵蛸12克。

做法及用法 水煎服，每日1剂，日服2次。

功效 温补脾肾。

淫羊藿推荐药膳

淫羊藿仙茅羊肉汤

材料 淫羊藿10克，仙茅5克，羊肉片、桂圆肉各适量。

调料 盐适量。

做法 淫羊藿、仙茅用纱布包好，与羊肉片、桂圆肉一同入水，大火煮沸，然后改用小火煮3小时，加盐。喝汤食肉。

功效 温肾壮阳。

应用 适用于男子更年期肾阳虚引起的性欲淡漠、面目或四肢水肿、烘热汗出、汗后恶寒、食少、尿频等。

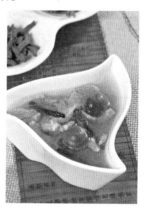

养生课堂

------- 淫羊藿小档案 -------

　　淫羊藿主产于我国陕西、四川、广西、湖北、辽宁等地，属小檗科多年生草本植物，药用部位为淫羊藿、箭叶淫羊藿、柔毛淫羊藿、巫山淫羊藿或朝鲜淫羊藿的全草，多在夏秋季收割。

中药补脾胃

《素问·灵兰秘典论》中将脏与腑同封为一个官的唯脾与胃，这是因为中医的脾与解剖意义上脾脏的功能相去甚远。现代医学认为脾脏是人体最大的淋巴器官，而中医则认为脾是个消化器官。"脾胃者仓廪之官，五味出焉"，指的是中医的脾胃具有总后勤部主任的职责，是人体的"后天之本"，人体后续力量来自这个后勤部主任的供给。

脾胃：仓廪之官，五味出焉

中医讲"脾胃"

脾是重要的淋巴器官，具有造血、滤血、清除衰老血细胞及参与免疫反应等功能。因其含血量丰富，能够紧急向其他器官补充血液，所以有"人体血库"之称。

胃位于膈下，上接食道，下通小肠。胃的上口为贲门，下口为幽门。胃又称胃脘，"脘"的古音同"管"，义亦相通。故胃之上为食管，胃之下为肠管，胃居二者之间名为胃管(脘)。其分上、中、下三部。胃的上部称上脘，包括贲门；胃的中部称中脘，即胃体部分；胃的下部称下脘，包括幽门。

脾胃的作用

主运化

脾主运化，讲的是运化营养物质的精华部分和运化水湿的功能。脾能协助胃进一步对食物进行消化，并将其中富有营养的物质、津液、水分转化吸收，并运输到全身以营养五脏六腑和四肢百骸。

中医里的脾是与胃对应的，意义上相对抽象和广泛的消化器官，主要功能体现在吸收和转化；胃则是进行具体加工的消化器官，体现在接纳和腐熟食物。有些人食欲不好，倦怠乏力，身肿腹胀，小便不畅，大便溏泻，肾功能又没问题，老百姓说是虚胖，中医则认为是脾虚了。此时单纯用利尿法会造成脾气更虚，采用健脾法，水肿等症状反而消失。这就是根据脾具有运化水湿功能而采用不同于现代医学的一种治疗方法。

主统血

脾统摄血液运行在脉管之内不越位，也就是说它有力量控制住血不让它往外跑。如果脾气虚了，控制能力降低，血液就会越轨，离经叛道，出现许多慢性出血性疾病，如月经过多或滴沥不尽、鼻衄、紫癜、便血等出血现象。

现在遇到出血性疾病，多半考虑的是止血，反复用止血剂，输血小板，效果不是很理想，就是看不见脾的这一特殊功能。特别是大出血用止血药不管用时，急用人参、黄芪等益气健脾的药，反能固住血。中医有句话叫"有形之血不能速生，无形之气必需急固"，在临床上应用是很有疗效的。

脾胃虚衰的表现

五脏之一的脾为阴，六腑之中的胃为阳，这个阳（胃）运化起来就要把所有的营养物质提供给阴。而胃气如果不足，胃会向谁借"钱"呢？是向与自己有阴阳关系、且主收敛的老婆（脾）要呢，还是向有生育关系的母亲（心）要呢？答案是很简单的，老婆（脾）是主收敛的，是收钱的匣子，可不是搂钱的耙子，管它要自然要不到。所以当儿子（胃）的要是缺钱了，最好方法就是跟母亲（心）要，一定要得到。这就叫做"子盗母气"。

故此，当人身体本来已经很虚弱，一旦要是胃气夺了心气，就很有可能导致心脏病发作。这就是为什么人吃撑着了会引发心脏病的原因。

如何补脾胃

当你看到一位患者面黄肌瘦、唇淡无华、腹部胀满、舌苔黄腻、大便溏软不成形，那么他一定是脾虚了，而且湿邪偏盛，影响了人体对营养物质的消化和吸收，所以他可能有贫血、水肿问题。人体肿满的原因虽然很多，但无不与脾有关，宜尽快采用健脾益气的方法，如四君汤、六君丸、参苓白术散等方剂加减变化，就能取得立竿见影的效果。

湿容易困扰脾而影响其气机，过度思虑同样会损伤脾胃，甚至出现胃出血。很多孩子在高考期间，吃不好、睡不香，就是因为思虑太过。所以要想提高记忆力，除了学会健康用脑，不能过度疲劳，还得健脾益智。当思虑太多、食欲不佳时，多揉揉腹，不仅会增进您的食欲，并有助于提高记忆力，因为脾主思。长夏时节我们可多吃些淮山、芡实、扁豆、红小豆、竹荪、香菜等健脾利湿的食物，同时提倡早起，因为睡懒觉容易造成湿气更重。

另外，"甘入脾"，指的是甘甜的食物具有补养脾胃的作用。中医学认为，"脾胃为后天之本，气血化生之源"，脾胃功能正常，气血就充足。吃甜味食物，能补气养血、补充热量、解除疲劳、调养解毒。

橘 皮

《本草纲目》说橘皮："橘皮能泻能燥，辛能散，温能和，其治百病。"

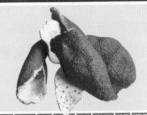

药材档案

【性】温

【味】辛、苦

【归经】脾、肺经

【功效】理气健脾、燥湿化痰

功效作用

◎ 用于脾胃气滞引起的腹胀腹满、恶心呕吐。

◎ 用于脾胃虚弱引起的消化不良。

◎ 用于痰湿内停引起的咳嗽痰多等。

橘皮的传说

古时候有一位将军爱吃橘子，每年到了橘子成熟的季节，他便要派部下找民夫到很远的地方去采购。

有一次，橘子运输队在回程的途中遇到一个道人。那道人对手持皮鞭的军官们说："担子沉重，路途艰险，民夫疲累不堪，应常歇慢行，不可用皮鞭催赶他们。"为首的军官生气说："你个臭道士，你少管闲事！"道士又说："这样吧，我来帮他们担一程。"军官没再说什么。于是道士便帮助每个民夫都担了一程。说也奇怪，道士担过之后每个民工的担子都变得轻飘飘了。等橘子被运到将军府，将军开心的剥开橘子，却发现每个橘子里面都是空的！将军大怒，要责罚部下和那些民夫。

这时候道士出现了，他说："将军息怒，橘皮比橘肉有用，可化痰，又可治肺寒咳嗽，要是喉咙发痒有痰，可以喝些橘皮汤。"将军大吼："我什么病也没有，就想吃橘肉！"道士说："你看你吃得肠肥脑满，难免积食不化；这一阵子又大吼大叫，嗓子岂能不痒？只怕应该同时喝些橘皮汤。"将军怒眼圆睁，大喊："打死他！"道士大笑一声便消失了。

服用方法

◎ **橘皮茶**：将橘皮洗净，切成细条，晒干后保存起来，可以单独用开水冲泡，或和茶叶一起饮，有开胃、通气、提神的功效。

◎ **橘皮粥**：煮粥时放橘皮数块，可增加食欲。

◎ 橘皮生姜茶：橘皮10克、生姜适量共泡茶饮服，可以止咳。

如何鉴别

　　《本草纲目》中收集了有关橘皮的资料，载："青橘皮乃菊之未黄而青色者，薄而光，其气芳烈。今人多以小苷、小柚、小橙伪为之，不可不慎辨之。"橘、柚、柑三者相类似却不尽相同。橘子果实比较小，味道泛酸，皮薄而红；柑比橘大，肉囊甘甜，皮厚发黄；柚大小与橙相仿，果肉微酸，皮厚且黄。李时珍曾根据果实的形态及味道辨别橘、柑、柚，以此来辨别青皮的真伪，他认为青橘皮是橘子尚未成熟时的果皮，柑皮、橙皮、柚皮等都不能取代青橘皮用。

禁忌人群

◎ 气虚体燥、阴虚燥咳者忌用。

◎ 吐血及内有实热者慎用。

◎ 多服、久服陈皮易损伤元气。

经典方剂

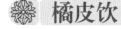

橘皮饮

组成 陈橘皮（汤浸，去白，焙）50克，诃梨勒（煨，去核）、木香、薏米、干木瓜（去瓤）各75克。

做法及用法 每服5克，加水及生姜5片，煎至10克，去滓，空腹温服。

主治 反胃，胸胁胀满，不下食。

橘皮推荐药膳

橘皮海带丝

材料 海带丝150克，橘皮25克，香菜适量。

调料 酱油、白糖、麻油、鸡精、醋各适量。

做法 海带丝加入酱油、白糖、麻油、鸡精适量，备用。橘皮剁末，加醋拌匀，再与海带、香菜拌匀，随意食用。

功效 补解郁、理气散结。

应用 适用于情绪忧郁、兼有乳腺增生等亚健康状态等。

养生课堂

-------- 橘皮小档案 --------

　　橘皮，又名陈皮，生产于广东、福建、江苏、四川、浙江、湖南等地，尤以广东新会所产的新会柑、广东四会所产的茶枝柑的柑皮，最为地道。橘皮属芸香科植物，其药用部位是橘及其栽培变种的成熟果皮，一般每年11～12月份采摘成熟果实，剥取果皮，晒干或低温干燥。

中药补肺

肺在五脏的君臣佐使中位列丞相之职，如果肺不管用，大肠和肾脏就会不好。手太阴肺经与手阳明大肠经相互络属于肺与大肠，故肺与大肠相为表里。大肠不好我们要看是不是肺出了问题。肺不好，比如是在清晨出现发热症状，这可能是大肠经受到了侵害，这时候要注意通便、素食、大量饮水，肠通了，烧自然就退了。

肺：宰相之官，气行之源

中医讲"肺"

肺在胸腔之内，上通喉咙，左右各一，在人体脏腑中的位置中最高，所以中医又称之为五脏之"华盖"。因肺叶娇嫩，不耐寒热，容易受邪气侵害，所以肺又称"娇藏"。肺的主要生理功能有：肺主气司呼吸，肺主宣发和肃降，肺主通调水道。肺开窍于鼻，在体合皮，其华在毛。肺主气的功能包括两个方面，即主呼吸之气和主一身之气。

肺的作用

主呼吸之气

肺有司呼吸的作用。肺是体内外气体交换的主要场所，人体通过肺，从自然界吸入新鲜空气，呼出体内的浊气，从而保证人体新陈代谢的正常进行。若肺受邪而功能异常，可出现咳嗽、气喘、呼吸不利等呼吸系统的症状。

主一身之气

肺主持并调节全身各脏腑组织器官之气。这首先体现在气的生成方面，特别是宗气的生成，主要依靠肺吸入的清气与脾胃运化的水谷精气相结合而成。其次体现在对全身气机具有调节作用。肺有节律的一呼一吸，对全身之气的升降出入运动具有重要调节作用。因此，肺主一身之气的功能异常，可影响宗气的生成和全身气机升降出入运动，表现为气短、声低、乏力等。

肺虚的表现

中国传统医学认为，肺主皮毛，司呼吸。肺虚体质多表现为肺气虚和肺阴虚两大类型。

◎ **肺气虚**：肺气虚者，多为久病亏耗，病后元气未复；或因久咳伤气，以致肺气亏虚，表现为咳而气短，咳喘无力，久咳不愈，痰液清稀；倦怠懒言，声音低怯；面色发白，畏风形寒，易患感冒；或有自汗，舌淡苔薄白等。

◎**肺阴虚**：肺阴虚者，多因津液消耗，肺失润养所致，通常表现为形瘦羸弱；干咳无痰，或痰少质黏，或咳而痰中带血丝；潮热盗汗，午后颧红，少寐失眠；口干咽燥，喉痒音哑，舌红少苔等。

肺虚者多见于肺结核病、肺气肿、肺心病、肺痿、肺不张以及肺癌晚期之人。

如何补肺

老年养生，除了注重心、脑、血管保健外，肺部也应作为重点保养对象。清代名医江笔花有句名言："肺气之衰旺，关乎寿。"《黄帝内经》也指出："邪之所凑，其气必虚。"可见，注重肺部养生，实为祛病延年之关键。那么，如何延肺的衰老，保持一定的肺活量呢？一句话——补肺。中医将老年人的肺虚分为肺气虚和肺阴虚。补肺时，就要根据肺虚的具体情况来合理选用补肺药物、食物和方法。

一般而言，肺气虚者，宜食具有补益肺气作用的食品；肺阴虚者，宜吃具有滋阴润肺的食物。肺虚日久，常可累及脾与肾，故应配合吃些具有补脾益气和补肾纳气作用的食品。

肺虚之人，应忌吃辛辣食物及烟酒，忌吃破气耗气之物，忌吃生冷性寒之物，忌吃炒炸烤爆之类香燥伤阴的食品。

此外，持之以恒参加体育锻炼，有利于延缓肺组织老化。老年人可根据自己的体质来选择锻炼项目，比如步行、慢跑、打太极拳、跳健身舞、做广播体操、练气功等，都有改善肺活量的作用。不管采用何种锻炼方法，贵在坚持。老年人还应注重日常的自我保健，起居有度，保证睡眠，防寒保暖，心胸豁达，不要吸烟，这样才能达到保肺防虚的目的，促进健康，祛病延年。

● 慢跑对补养肺部效果较好，若配合饮食调养功效加倍。

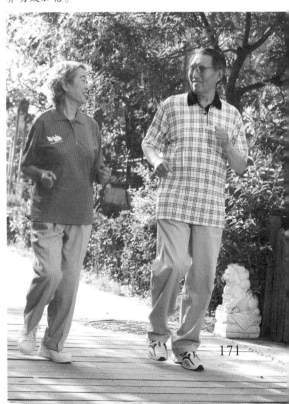

白 果

《本草纲目》说白果："熟食之温肺益气，定咳嗽，缩小便；生食除痰，消毒治虫。"

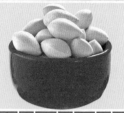

药材档案

【性】平

【味】甘、苦、涩

【归经】肺经

【功效】敛肺平喘、止带缩尿

功效作用

◎ 化痰，止咳平喘，止带，缩尿。

◎ 用于哮喘、咳痰等。

◎ 用于脾肾亏虚、带下清稀、白浊、小便频数、遗尿等。

白果的传说

很久以前，笔架山下住着两户人家，红小豆、白果两小无猜，亲如兄妹，常在一起玩耍。白果10岁时，妈妈染上了地方病，只能活1年。传说昆仑山中的一种药果能治好这种病。因为路远难行，去采药的人一般是有去无回。白果的爸爸不畏艰险，打算去昆仑山为妻子采药，只是苦于白果与病妻无人照顾。红小豆一家人知道了，红小豆的爸爸坚持要代替白果爸爸去采药。

一年过去了，不见采药的人回来。白果的妈妈等不及病死了。红小豆的爸爸也永远回不来了，因为在采药的路上攀悬崖时摔死了。

白果失去了妈妈，红小豆失去了爸爸，两家人相依为命。可是祸不单行，几年后，红小豆妈妈也染上了地方病。红小豆决定去昆仑山寻找药果，把妈妈托给了白果照顾。红小豆经历了千辛万苦，终于到达了昆仑山。山神被红小豆的孝心感动，给了红小豆一枚药果说："此果只能给你的妈妈吃，他人吃了，你会立刻变成哑巴畜牲。切记！"红小豆谢过山神，立即日夜兼程往回赶。

然而自红小豆离家后，白果因日夜照顾红小豆妈妈，也染上了地方病。

红小豆回到家，当妈妈得知只有一枚药果时，决定把药给白果，因为不想儿子再去昆仑山冒险，于是悬梁自尽。

安葬了妈妈，红小豆把药果送给了白果。白果吃后，药到病除，精神百倍。待她正要感谢红小豆时，却见红小豆很快变成了白猸子。

白果明白了一切后，决定立即自尽，并要求爸爸不用棺材迅速把她埋在山脚下土质疏松的地方。很快，埋白果的地方长出了一棵树苗。后来树长大了，结出的果子是地方病的克星。为了纪念白果姑娘，乡亲们就把这药果叫做白果。

如何鉴别

挑选白果，以粒大、光亮、壳色白净为鲜品，用手摇之，无声音的果实饱满。如果壳色泛糙米色，往往是陈货，用手摇之有声音的，也往往是陈货。

禁忌人群

◎ 儿童需慎用。

◎ 白果药性收敛，咳嗽痰稠不利者需慎用。

◎ 白果过量，可出现腹痛、吐泻、发热、惊厥、紫绀、昏迷，重者呼吸麻痹而死亡，故当注意不宜过量。

经典方剂

✿ 白果汤

组成 砂仁、五味子、五倍子、益智仁各5克，杜仲、熟地、续断、覆盆子、远志、党参、桑螵蛸、阿胶各10克，山萸肉12克，白果12颗，炙甘草3克。

做法及用法 水煎服，每日1剂，日服3次。

功效 补肾固气养血。

主治 此方用于治疗肾气虚弱，固摄无权。

白果推荐药膳

✿ 白果雪梨汤

材料 炒白果10克，雪梨3个，白菊花5朵，牛奶200毫升。

调料 蜂蜜适量。

做法 雪梨洗净切小块，与炒白果、白菊花一同水煮，白果熟烂后，加牛奶，稍煮，再加入蜂蜜。

功效 祛斑、润肠。

养生课堂

------- 白果小档案 -------

白果属白果科落叶大乔木，主产于广西、江苏、四川、河南、辽宁、山东等地。一般在秋季种子成熟时采收，除去种皮，洗净，稍蒸或略煮，烘干，炒熟，即为炒白果。白果生用毒性大，需严格控制剂量。加热后毒性减小，因此炒白果为多用。

川贝母

《本草纲目》说川贝母："和砂糖丸含，止嗽；烧灰油调，敷人畜恶疮，敛疮口。"

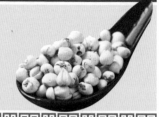

药材档案

【性】寒

【味】甘、苦

【归经】心、肺经

【功效】清热化痰、润肺止咳、散结消肿

功效作用

◎ 用于阴虚燥热引起的肺虚久咳、干咳少痰、咽干或痰中带血等。

◎ 用于乳痈、肺痈等。

◎ 用于心胸郁结。

川贝母的传说

相传，古时候一孕妇，得了肺痨，连生两胎孩子均死了。公婆和丈夫十分烦恼。有个郎中得知情况后，对她公婆说："你媳妇肺脏有邪，气力不足，加上生孩子用力过猛，生下胎儿不能长寿。我教你们认识一种草药，连吃3个月，1年后保能生下来个活孩子。"从此丈夫每天按医生教的上山挖药，煎汤给媳妇喝。3个月后，媳妇果然怀孕，10月临盆，生下一健康的大胖儿子。一家人高兴得合不上嘴。丈夫问医生："这种草药叫什么名字?"医生说："没有名字，我们给它起个名字吧。"丈夫想了想："我的孩子名叫'宝贝'，母亲又安全，就起名叫'贝母'吧。"于是贝母的名字就这样留传下来了。而川贝母就是贝母的一种。

服用方法

研细粉冲服或制成中成药如秋梨膏、川贝枇杷露等。

如何鉴别

川贝母主要包括松贝、青贝、炉贝三种，常与草贝、土母混淆。常规如何鉴别方法如下：

真品

松贝呈圆锥形或近心脏形，表面类白色，外层鳞叶2瓣，大小悬殊，大瓣紧抱小瓣，未抱部分呈新月形，顶部闭合，内有类圆柱形，顶端稍尖的心芽和小鳞叶1～2枚，先端钝圆或稍尖，底部平，微凹入，中心灰褐色的鳞基盘，质硬而脆，断面白色，富粉性。

青贝呈扁形或圆锥形，外表白色或呈浅黄棕色，外层两瓣鳞叶形态大小相近，相对抱合，顶端多开口，内有心芽和小鳞叶2～3枚及细圆柱形的残茎。

炉贝呈长圆锥形，表面黄白色，稍粗糙，常有黄棕色斑块。外面两枚鳞叶大小相近，顶端多开口，露出内部细小鳞叶及心芽。断面粗糙，白色，粉性。

伪品

草贝母，为百合科植物丽江山慈姑的干燥鳞茎，呈不规则短圆锥形，顶端渐尖，基部常呈脐状凹入或平截。表面黄白色或灰黄棕色光滑，一侧有自基部至顶部的纵沟。质坚硬，断面角质样或略显粉性、类白色。含秋水仙碱，有毒。

土贝母为葫芦科植物土贝母的块茎，呈不规则的块状，大小不等。表面淡红棕色或暗棕色，凹凸不平。质坚硬，不易折断。断面角质样，光亮而平滑。

禁忌人群

◎ 寒痰、湿痰者不宜用川贝母。

◎ 脾胃虚寒者不宜服用。

经典方剂

小儿回春丹

组成 川贝母、陈皮、木香、白豆蔻、枳壳、法半夏、沉香、天竺黄、僵蚕、檀香、天麻各37.5克，牛黄、麝香各12克，胆南星60克，钩藤24克，大黄60克，甘草26克。

做法及用法 上药为小丸，每丸重0.09克。周岁以下服用，每次1丸，1～2岁服用，每次2丸，每日2～3次。

功效 开窍定惊，清热化痰。

主治 治小儿急惊，痰热蒙蔽，发热烦躁，神昏惊厥。

川贝母推荐药膳

贝母萝卜粥

材料 粳米30克，川贝母3克（研末），鲜萝卜25克。

调料 盐适量。

做法 粳米用大火煮沸，再加入川贝母、鲜萝卜，后改为小火煮粥，熟后加入适量盐。

用法 早、晚餐时服用。

功效 化痰，益气。

应用 适用于肺脾气虚引起的久咳痰少、气短乏力、小便不利、水肿等。

中药补心

我们人体的生命活动，归根结底是靠心脏不停地跳动去供血供氧来完成的，一旦心跳停止，不及时救治的话，生命就会结束。所以《内经》里有"心为君主之官"，为"五脏六腑之大主"的记载，说明了心脏在人体的生命活动中具有极其重要的意义。

心：君主之官，气血所养

中医讲"心"

心位在胸腔之内，形状像一个倒垂的莲蕊，差不多如人的右手拳头大小，外面有心包包裹。心脏正常工作的动力来源于心气，只有心气充沛，才能维持正常的心力、心率和心律，血液才能在血管内正常运行，周流不息，营养全身。

心包，又称"膻中"，是包在心脏外面的包膜，具有保护心脏的作用。《灵枢·胀论》上说："膻中者，心主之宫城也"，明确指明了心包的作用。

心为五脏之首

《黄帝内经》认为心为君主之官，它统摄身体的五脏六腑。

假设把五脏六腑看做一个"国家"的话，那么心就是君主、皇帝。既然有君主，自然还有丞相（肺）、将军（肝）、大力士（肾）、谏议之官（脾）等层层辅佐、保卫着它，使得心不受任何邪气干扰。一般情况下，心是不会受到任何邪气干扰的，即"心不受邪"。即使受到干扰，心也是最后一个受到伤害的。

心的作用

中医认为，心在人体起着主宰生命活动的作用。《素问·六节脏象论》说"心者，生之本，神之变也，其华在面，其充在血脉"。这句话是说，心是生命的根本，心气充沛，就会面色红润，精神好，血液也才充实。

主血脉

心主血脉，包括主血和主脉，是指心具有推动血液在脉管内运行以营养全身的功能。心脏搏动的动力来源于心气，只有心气充沛，才能维持正常的心力、心率和心律，才能使血液在脉管内正常运行。

主神志

心功能正常则精神振奋、神志清晰、思维敏捷，睡眠安稳。中医学把大脑皮层的精神意识和思维活动归属于心，指出了接受外界事物而发生的思维活动是由心来完成的。当心的功能正常时，人表现为生气勃勃、精力充沛，对客观事物反应敏锐。反之，如果心发生了病理变化，就会出现心悸、心烦、失眠等症状，甚至思维混乱、神志失常。如临床见到痰火扰心所引起的癫狂症，热入心包的谵妄、昏迷，以及心气虚之善悲欲哭，或心气实之喜笑不休等，都是因心的功能紊乱，神不安藏所致。

心主血脉与心主神志，二者的关系是十分密切的。血液是神志活动的物质基础，也就是说，"心主血脉"为"心主神志"提供了物质基础；反过来，心又具有接受外来信息，并作出正确反应的能力，也就是对"心主血脉"之功能的发挥起着促进作用。心的气血充足，运行顺畅，神有所养，那么思维就敏捷。而若是心的气血衰少，心神失养，那么就会导致精神萎靡、心慌心悸、失眠多梦等症状的出现。

如何补心

中国有句古话，叫"乐极生悲"，说的是喜会伤"心"，这里的喜是指大喜、过喜。早在古时候就有一种酷刑叫"挠脚心"，就是利用了"喜伤心"这一原理，最后让人笑死。喜则气缓，人一过喜，心气就会散掉，因为喜这种情志是跟心相关的。过春节的时候，全家都会团聚，这样的日子老人格外高兴。对于上岁数的人，本来心气就有点散，一高兴再加上大吃大喝，胃气不足，使得心气全部跑到胃那里帮助消化食物了，老人就会出现心肌梗死的情况。所以，我们要补心，首先要注意养心，避免伤害心。

那么怎么样才能有效地补心呢？除了保持心情平静，养成良好的生活饮食习惯以外，还要注重中药的应用，尤其是老年朋友和有心脏疾病的人，更应该药物补心，把食补和药补结合起来。

心血管疾病冬季转重，急性发作频繁，使不少患者失去"冬补三九"的机会，而夏天是大部分心血管病患者病情稳定的季节，正是调理体质的大好时机，因此必须抓住"夏养三伏"的机会。尤其是心力衰竭患者，更应在夏季进行中药调理。冠心病、高血压患者通过夏天的中药调理，养心调肝，也可改善"心主血脉"的功能，减少冬天心绞痛的发作和血压增高的频率。

心脏病患者大多有心气虚，表现为动则出汗，汗多则心气受损。因此，在夏天，尤其是三伏天内，应适当服用人参或其他中药以补益心气。

灵 芝

《本草纲目》说灵芝："久食灵芝，轻身不老，延年生仙。"

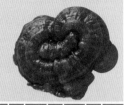

药材档案

【性】微温

【味】甘

【归经】心、脾、肺经

【功效】补肝气、益心气、养肺气、固肾气、益精气

功效作用

可治虚劳、咳嗽、气喘、失眠、消化不良。临床中用于慢性支气管炎、支气管哮喘、冠心病、白细胞减少症、急性传染性肝炎及心律失常的治疗等，均有一定的效果。

灵芝的传说

灵芝自古以来就是吉祥美好的象征物，在民间有许多有关它的传说。

在神话传说中最早提到灵芝的要数《山海经》了。据说炎帝有个叫瑶姬的小女儿，刚到出嫁之年却"未行先卒"。这位可爱纯真少女的精气飘荡到了故瑶之山，化为一株草。这种草的叶子葳蕤茂盛。而谁要是吃了这种草，就能和她所思念的人梦中相会。这个富有浪漫色彩的故事，后来经过后代文人的加工，变得更加动人。据晋人习凿齿《襄阳耆旧传》和唐人余知古《渚宫旧事》的记载，天帝哀怜瑶早丧，于是封她为巫山云雨之神。而这位多情的女神，在每天的清晨都会化作一片朝云，自由地徜徉在巫山座座山峰之间。待到黄昏，又会化作萧萧暮雨，把她的幽怨倾泻于奔流万里的长江之中。她的精魄散开则为气，聚合则为物，就是《渚宫旧事》所载的"精魂为草，实为灵芝"。而这种象征着爱情的神草就是灵芝。

在我国的民间还有许许多多关于灵芝的传说。传说麻姑仙子曾在绛珠河畔，用灵芝酿酒，用此酒在3月3日为王母娘娘来祝寿。

服用方法

◎灵芝6克，茯苓10克，茶叶2克。将灵芝、茯苓粉碎，与茶叶混合，装入纱布小袋，每袋6克，用开水冲泡服用。每天冲服2～3袋，能祛除老年斑，并预防感冒、降低血脂、通便。

◎ 灵芝切成薄片，再磨成细粉。用温开水冲服或嚼服，每日3～4克，适用于宫颈癌、子宫出血等症。

◎ 灵芝50克，米酒500毫升。将灵芝切薄片，浸于米酒中，7～10天后即可服用，每日服两次，日服20～30毫升，适用于硬皮症。

◎ 灵芝50克，粮食酒1000毫升，蜂蜜20克。将灵芝切薄片，与蜂蜜一起入酒，密封浸泡15～30天后服用。每日两次，日服40毫升，适用于胃癌，还能祛除雀斑。

◎ 灵芝10克，大麦50克。切碎灵芝，水煎取汁。大麦磨碎与灵芝汁同煮粥，加适量白糖服用。每日1次，当早餐或晚餐。能治疗神经衰弱、高血压、高血脂等症，并可增强抗病能力。

如何鉴别

◎ 灵芝分野生灵芝和人工栽培灵芝两种。野生灵芝多为黑褐色、有光泽。栽培灵芝为棕色实体。

◎ 灵芝的选择可从其形体、色泽、厚薄比重上判别好坏。好的灵芝子实体柄短、肉厚、菌盖的背部或底部用放大镜观察能看到管孔部位呈淡黄或金黄色为最佳，呈白色的次之，呈灰白色而且管孔较大的则最次。

禁忌人群

由于灵芝中含有"腺苷"，其具有防止血液凝固的作用，因此，手术前后几天应停用灵芝，以免增加手术后出血的概率，或影响伤口愈合。

经典方剂

❁ 茯苓灵芝汤

组成 灵芝18克，茯苓20克，厚朴6克，半夏15克，苏打16克。

做法及用法 水煎服。每日2～3次。

主治 适用于过敏性哮喘。

灵芝推荐药膳

❁ 灵芝三七山楂饮

材料 灵芝30克，三七粉4克，山楂汁200毫升。

调料 无。

做法 先将灵芝洗净，放入砂锅中，加适量清水，微火煎熬1小时。取汁，兑入三七粉和山楂汁即成。每日早晚各1次，服前摇匀。

功效 益气活血，通脉止痛。

应用 缓解冠心病患者的心气不足，血脉瘀滞，心悸气短，胸闷胸痛等症状。

中药补脑

脑：元神之府，精髓之海

中医讲"脑"

脑在中医里的地位是很有意思的，《素问·五藏别论》说："脑、髓、骨、脉、胆、女子胞，此六者，地气之所生也，皆藏于阴而象于地，故藏而不泻，名曰奇恒之腑。"它和髓、骨、脉、胆、女子胞并称为奇恒之腑。这几种藏象都是贮藏精气的脏器，但是又似脏非脏，似腑非腑，在形态上多为中空器官，与六腑相似，在生理功能方面主藏精气，与五脏相同，故称奇恒之腑。其中除胆为六腑之外，余者皆无表里配合，也无五行配属，但与奇经八脉有关。

脑是奇恒之腑的第一位，居于颅内。《素问·五脏生成篇》中的"诸髓者，皆属于脑"，《灵枢·海论》中的"脑为髓之海"，指出了脑是髓汇集而成，而且说明了髓与脑的关系。脑的功能，就像《素问·脉要精微论》所说，"头者，精明之府"。清代的王清任的《医林改错》在前人认识的基础上，对脑的功能作了较为详细的论述，把忆、视、听、嗅、言等感官功能都归于脑。中医藏象学说将脑的生理和病理统归于心而分属于五脏，即心藏神、主喜；肺藏魄、主悲；脾藏意、主思；肝藏魂、主怒；肾藏志、主恐。其中特别与心、肝、肾关系更为密切。这是因为心"为君主之官"，"主神志"，为"五脏六腑之大主"；而肝主疏泄，调节情志；肾藏精生髓通于脑。正因为脑与五脏有关，所以在临床实践中，很多属于脑的症候和治疗，都包括在五脏的辨证论治中。

脑的作用

脑主宰人的生命活动

《本草纲目》上说"脑为元神之府"，是生命的枢机，主宰人体的生命活动。这种认识在今天看来可以说是很科学的。中医认为元神来自先天，由先天之精化生，先天元气充养，称为先天之神，《寿世传真》上说"元神，乃本来灵神，非思虑之神"。人在出生之前，随着身体形成而产生的神，就是元神。如《灵枢·经脉》说："人始生，先成精，精成而脑髓生。"元神藏于脑中，为生命之主宰。"元神，即吾真心中之主宰也"。（《乐育堂语录》）元神存则生命在，元神败则生命逝。得神则生，失神则死。

脑主宰人的精神活动

人的精神活动，包括思维意识和情志活动等，都是客观外界事物反映于脑的结果。思维意识是精神活动的高级形式，是"任物"的结果。《灵枢·本神》说："所以任物者谓之心。"心是思维的主要器官。脑为髓海，也主管人的思维意识和记忆。因此，脑为精神意识思维活动的枢纽。脑主精神意识的功能正常，则精神饱满，意识清楚，思维灵敏，记忆力强，语言清晰，情志正常。否则，便出现精神思维及情志方面的异常。神虽分藏于五脏，但总由脑所主的元神和心所主的识神来调节和控制。

脑主宰人的感觉运动

此外，眼、耳、口、鼻、舌等五脏外窍，都位于头面部，与脑相通。人的视、听、言、动等，皆与脑有密切关系。《医林改错》说："两耳通脑，所听之声归脑；两目系如线长于脑，所见之物归脑；鼻通于脑，所闻香臭归于脑。"小儿周岁脑逐渐生，舌能言一二字就是这个道理。脑能统领肢体运动。髓海充盈，主感觉运动功能正常，则视物精明，听力正常，嗅觉灵敏，感觉无碍，运动如常，轻劲多力；若髓海不足，主感觉运动功

能失常，不论虚实，都会出现听觉失聪，视物不明，嗅觉不灵，感觉障碍，运动不能，懈怠安卧。

总之，脑髓充则神全，神全则气行，气行则有生机、感觉和运动。"脑者人身之大主，又曰元神之府"，可见中医理论中对于脑的重要性认识也是相当充分的。

如何补脑

缩短用电脑的时间

用电脑过度，人的记忆力和反应能力下降。所以首先是缩短使用电脑的时间，使大脑和眼睛充分的休息，再加上保证睡眠时间，提高睡眠质量。这样，就可以令大脑功能得以恢复，也是补充脑力的一个有效方法。

注意营养摄取

多吃一些补脑的食物，例如鱼类、豆制品、瘦肉、鸡蛋、牛奶以及新鲜蔬菜、瓜果等，少吃肥肉、油炸食品等。

有些中药材也具有较强的补脑功效，后文将详细介绍。另外，注意不要暴饮暴食，以免加重胃肠负担，否则不但对健康不利，而且可使大脑灵敏度降低。

经常运动

散步，打球，游泳等，都有助于大脑的休息和恢复。

桂 圆

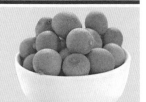

《本草纲目》说桂圆肉："食品以荔枝为贵，而滋益则龙眼为良。"

药材档案

【性】温

【味】甘

【归经】心、脾经

【功效】补益心脾、养血安神、益智

功效作用

◎ 用于心脾两虚及气血不足引起的心慌、失眠、健忘、乏力等。

◎ 用于久病体衰或老弱气血不足者。

桂圆肉的传说

传说很早以前，在福建一带，有条恶龙，每逢八月海水大潮，就兴风作浪，毁坏庄稼，糟蹋房屋，人畜被害不计其数。周围的百姓只好逃离家园，在石洞里躲起来。

当地有一个武艺高强的少年，名叫桂圆。他看到恶龙兴风作浪，决心为民除害，与恶龙搏斗一番。

到了八月，大潮来了，他就准备好酒、猪羊肉，把它们合在一起。恶龙上岸以后，一看到猪羊肉馋得口水直往下淌，几口就把猪羊肉吃光了。因为猪羊肉是用大量的酒泡过的，所以没等恶龙走多远，就躺在地上不能动了。

这时桂圆举起钢刀，朝龙的左眼刺去，龙眼被刺了出来，恶龙痛得来回翻滚，正要逃跑时，桂圆揪住龙角，骑在龙身上，当恶龙极力想摆脱桂圆时，桂圆用钢刀刺向恶龙的右眼，恶龙的双眼失去，痛得嗷嗷大叫。经过一阵搏斗，恶龙流血过多死去。而桂圆由于在搏斗中负伤过重，也死了。

后来，在这个地方长出了一种果品，人们为了纪念桂圆，把这种果品称"桂圆"，也叫"龙眼"。人们吃了这种桂圆后，个个身强体壮，于是在此重建家园，桂圆也被广为种植下来。

另有一说，古代人把桂圆的圆溜溜的球状果实比喻成各种各样的眼睛。大个儿的桂圆叫"龙眼"，中等大的叫"虎眼"，最小的叫"鬼眼"，但现代人都把它们统一叫做"桂圆"或"龙眼"。

如何鉴别

伪劣的桂圆包括掺红糖桂圆及荔枝肉。桂圆一般呈半透明黄棕色或棕褐色，数片黏结，质柔润，不粘手，表面皱缩不平，内面光亮有细纹。掺红糖的桂圆性状、大小类似桂圆，红棕色，透明度差，仔细掰开会发现黏手，易潮，有砂粒样物质。荔枝肉红棕色或棕黑色，质柔略糙，黏手，表面皱缩不平，内面光滑有细纹但没有光泽。

禁忌人群

◎ 桂圆虽然营养丰富，但孕妇不宜服用。妇女受孕后，大多阴血偏虚，滋生内热，服用桂圆后会助热，引起胎热，不仅不能保胎，反而会引起流产或早产。

◎ 心虚火旺、风热感冒、消化不良腹胀、痰湿偏盛者忌用。

经典方剂

归脾汤

组成 白术、当归、白茯苓、黄耆（炒）、桂圆、远志、酸枣仁（炒）、人参各5克，木香2.5克，甘草（炙）1.5克。

做法及用法 加生姜、红枣，水煎服。

功效 养血安神，补心益脾，调经。

主治 可治思虑伤脾，发热体倦，失眠少食，怔忡惊悸，自汗盗汗，吐血下血，妇女月经不调，赤白带下。

桂圆肉推荐药膳

枸杞桂圆粥

材料 桂圆、枸杞子各10克，鹌鹑蛋10个。

调料 冰糖适量。

做法 先将鹌鹑蛋煮熟，然后去壳，加入桂圆、枸杞子和冰糖炖煮。

功效 滋阴补肾、益气养血。

应用 适用于体弱血虚，腰膝无力等症状者食用。

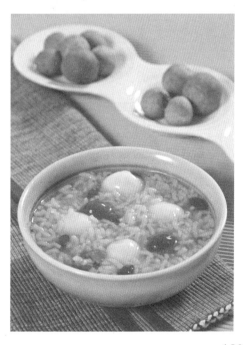

酸枣仁

《本草纲目》说酸枣仁："熟用疗胆虚不得眠，烦渴虚汗之症。"

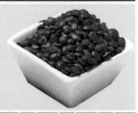

药材档案

【性】平

【味】甘、酸

【归经】心、肝经

【功效】养心、安神、敛汗胎

功效作用

◎ 用于对神不守舍引起的心慌、多梦、易醒、失眠等症。

◎ 用于体虚多汗等。

◎ 用于睡眠不足及睡眠质量差引起的健忘、反应能力降低。

◎ 用于虚实不调，昏沉多睡。

如何鉴别

酸枣仁因产地的不同和种内差异，其形状会不尽相同，表面颜色也会随时间的延长而变深。商品有顺枣仁、东枣仁两种，均分为一、二等。以粒大、饱满、外皮色紫红，光滑油润，种仁色黄白、无核壳者为佳，习惯以顺枣仁为最优。一等品呈扁圆形或扁椭圆形、饱满，有油性，味甘淡，核壳不超过2%。二等品为干货，呈扁圆形或扁椭圆形，有油性，味甘淡，核壳不超过5%。

禁忌人群

◎ 内有实邪郁火者慎用。

◎ 因有通便作用，故腹泻者慎用。

酸枣仁推荐药膳

❀ 枣仁排骨

材料 酸枣仁10克，百合20克，小排骨200克。

调料 盐适量。

做法 将百合洗净，用温水浸泡约10分钟，备用；酸枣仁用刀背略微压碎，备用；小排骨洗净，余烫去血水，放入锅中，加入酸枣仁、百合后，加入大约750克水，放入电饭锅中，加盐调味，煮至汤浓即可。

功效 滋阴安神。

应用 用于心气不足，神志不守、惊悸怔忡。

影响人体质的因素是多方面的，它与遗传、环境、营养、体育锻炼等都有着密切的关系。遗传只对体质的状况和发展提供了可能性或前提条件，而体质的强弱则有赖于后天环境、营养、锻炼等因素的影响。所以，在日常生活中，要重视生活环境的变化，加强身体锻炼，积极采取科学的进补方式，达到健康长寿的目的。

第 九 章

特殊体质的
药补攻略

湿热体质的药补攻略

中医讲湿热体质

"湿热体质"顾名思义，就是指以"湿热"表现为特征的体质。要明白湿热，就应该先了解什么叫"湿"，什么叫"热"。

所谓"湿"，就是我们通常所说的水湿，它有外湿和内湿的区分。外湿是由于气候潮湿、涉水淋雨或者居住地潮湿，而使外来水湿入侵人体而引起的。而内湿则是人体的一种病理产物，常与消化功能有关。

中医认为，脾有"运化水湿"的功能，如果体虚消化不良或暴饮暴食，吃过多油腻、甜食，那么脾就不能正常运化了，就会出现"水湿内停"的表现。所谓"热"，则是一种热象。湿热中的热是与湿同时存在的，或因夏秋季节天热湿重，湿与热合并入侵人体，或因湿在身体内时间久了而化热，或因"阳热体质"而使湿"从阳化热"。

因此，湿与热同时存在是很常见的。这种人体内湿与热并存的现象，也就是我们说的湿热，而这种体质也就是湿热体质。

湿热体质的形成原因

凡是能引起"湿"或者"热"的因素，在一定条件下，都可以导致湿热体质的形成。

先天性

这可能与其母亲的体质有关。

嗜烟酒，经常熬夜

这种人外形不好看，通常牙齿黑，舌苔黄，并有口臭，身上的味道也大。女性下体异味大，白带多且黄。

由滋补不当造成

比如吃了很多的银耳燕窝、冬虫夏草、乌鸡白凤丸等，滋补不当或滋补过度就会促生或者加重湿热体质。

长期情绪压抑，借酒浇愁

长期的情绪压抑也会形成湿热体质，尤其是情绪压抑之后又借酒浇愁，这是非常常见的一种情况。

肝炎病毒携带

肝胆是薄弱环节，肝胆疏泄不好，易导致肝经胆腑方面的症状。

湿热体质自查

湿热的具体表现，因湿热所在部位的不同而有差别：如在皮肉，表现为湿疹或疔疱；在关节筋脉表现为局部肿痛等。但通常所说的湿热，多指湿热深入脏腑，特别是脾胃的湿热，可见腹胀，恶心，厌食，大便稀薄等；其他如肝胆湿热表现为肝区胀痛，口苦，食欲差，或皮肤、眼球发黄，或发热怕冷交替出现等；膀胱的湿热，可见尿频、尿急等；而大肠湿热，可见腹痛、腹泻，甚至里急后重，脓血便，肛门烧灼感、口渴等。

湿热体质的药补方案

湿热体质的人要注意疏肝利胆，清热祛湿。减少熬夜的次数，保证睡眠质量。另外，有空练练气功、瑜伽、太极这些舒展筋骨和身体的运动。同时，注意尽量避免在潮湿、炎热的环境下工作和生活，衣着尽量保持以宽松为好。

湿热体质的人除了应注意起居环境和饮食调理，不宜暴饮暴食、酗酒，少吃油腻食品、甜味品以防伤脾不化湿以外，还应重视中药的合理应用。

湿热体质的人药补前，要先明确是湿重还是热重。湿重的以化湿为主，可选用六一散、三仁汤、平胃散等；热重以清热为主，可选用连朴饮、茵陈蒿汤，甚至葛根芩连汤。在这一原则下，再根据某些特殊表现选择相应的中药，如湿疹，疔疱，可以加用野菊花、紫花地丁、苦参、白鲜皮等；关节肿痛则可加桂枝、忍冬藤、桑枝等；腹泻甚至痢疾可加白头翁、地榆、车前子等；血尿可加小蓟草、茅根、石苇等。

去湿热的药物常用的有藿香、车前草、淡竹叶、滑石、溪黄草、薏仁、鸡骨草、木棉花等，但这些都是偏寒凉的，所以不能长时间服用。

 养生课堂

---------------------- 痘痘可能是湿热体质所致 ----------------------

虽然不是所有青春期的痤疮都是湿热体质，青春期是身体功能比较旺盛的一个时期，也可能属于肺胃有热。但总体来说，属于湿热体质的人为多数。可以说，在我们身边，这样的人是越来越多了，不光是饮酒，吃香辣、煎、炒、烤、油炸的东西造成的，还与长久居住在潮湿地方，生活在湿热的环境下有关。相对来讲，南方湿热体质的人更多一些，不少人脸上都长了青春痘。所以，如果脸上起痘了，不妨去咨询一下中医，从内调理一下体质，不要再花冤枉钱浪费在各种各样的化妆品上。

生地黄

《本草纲目》说生地黄："地黄生则大寒，而凉血，血热者需用之。"

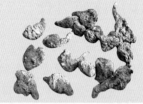

药材档案

【性】寒

【味】甘、苦

【归经】心、肝、肾经

【功效】清热凉血、养阴生津

功效作用

◎ 鲜地黄清热凉血之力强，适用于热病热入营血引起的舌紫绛、发斑发疹，吐血，鼻子出血，咽喉肿痛等。

◎ 生地黄养阴、清虚热作用较强，适用于热病后期伤阴引起的舌红口干、烦渴多饮、阴虚内热、骨蒸劳热等。

生地黄的传说

宋代方书《信效方》中，记载了一则关于生地黄的故事。方书有一次外出验尸，却不见当地的保正。他问当地人："为何赵保正不来？"回答说："赵保正衄血数斗，眼看有生命危险了。"后来他见到赵保正，只见赵的鼻血不断滴着。他马上按平时用的止衄血的方子，配药给赵治疗，但血势很猛，吹入鼻中的药末都被血冲出来了。他想：治血病没有药能超过生地黄的了，于是当机立断，即刻派人找来十余斤生地黄。来不及取汁，就让赵生吃，渐渐吃到三四斤，又用生地黄渣塞鼻，过了一会儿，血便止住了。

如何鉴别

生地黄与熟地黄同属一物，但二者功效不同。

生地黄未经炮制加工，味甘苦，性寒，滋腻性小，主要作用是清热凉血、养阴生津，多用于血热出血或壮热神昏、口干舌紫等，因此生地黄为滋阴养凉之要药；熟地黄为加工之后，味甘，性微温，可养血滋阴，凡一切精血阴液亏虚偏寒或热轻者都可用之，为补血之要药。因此购买时必须辨证论治，勿将二者混为一谈。

禁忌人群

脾虚泄泻、胃寒食少、胸膈有痰者慎服。

龙胆泻肝汤

组成 龙胆草6克，黄芩9克，山栀子9克，泽泻12克，木通9克，车前子9克，当归8克，生地黄20克，柴胡10克，生甘草6克。

做法及用法 作水剂煎服，根据病情轻重决定用药剂量。也可制成丸剂，每服6～9克，一日二次，温开水送下。

功效 泻肝胆实火，清下焦湿热。

主治 肝胆实火上扰，症见头痛目赤，胁痛口苦，耳聋、耳肿；或湿热下注，症见阴肿阴痒，筋痿阴汗，小便淋浊，妇女湿热带下等。本方常用于顽固性偏头痛、头部湿疹、高血压、急性结膜炎、虹膜睫状体炎、外耳道疖肿、鼻炎、急性黄疸性肝炎、急性胆囊炎，以及泌尿生殖系统炎症、急性肾盂肾炎、急性膀胱炎、尿道炎、外阴炎、睾丸炎、腹股沟淋巴腺炎、急性盆腔炎、带状疱疹等属肝经实火、湿热者。对脾胃虚寒和阴虚阳亢之症也有疗效。

生地黄推荐药膳

生地黄排骨汤

材料 莲藕、排骨各250克，生地黄30克，葱、姜各适量。

调料 盐、鸡精各适量。

做法 将莲藕洗净切条，氽烫至半熟，排骨洗净氽烫熟，再将莲藕条、排骨、生地黄及调料一起炖至排骨熟烂。

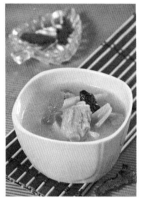

功效 滋阴生津、活血、润燥。

应用 用于淡化色斑。

养生课堂

------- 生地黄小档案 -------

生地黄是多年生草本，主产地河南、辽宁、河北、山东、浙江。喜温和气候及阳光充足之地，性耐寒，耐干旱，怕积水，忌连作，其块根在25℃～28℃时增长迅速。秋季采挖，一般10～11月间，采挖根茎，除去芦头、茎叶、须根，洗净泥土，即为鲜地黄。干地黄（不用水洗）直接置焙床上缓缓烘焙，须经常翻动，至内部逐渐干燥而颜色变黑，根烘熔至八成干，全身柔软，外皮变硬时即可取出，捏成团状，为生地黄；生地黄加黄酒蒸至黑润，为熟地黄。亦可用晒干法。

痰湿体质的药补攻略

中医讲痰湿体质

中医古籍《辨证录》曾记载："凡男子不能生育有六病，六病何谓？一精寒、二气衰、三痰多，四相火盛，五精稀少，六气郁。"这里所说的痰多，一是指痰液多，另外还包括痰邪。痰多的人大多饮食偏嗜口味重，滥用营养品，起居作息失调，这些都可能使消化吸收功能受损，致使过剩的能量代谢不出去，留聚郁结，形成中医里所说的痰邪，这类人体质也称为痰湿体质。

痰湿体质亦称为迟冷质，是目前比较常见的一种体质类型，当人体脏腑、阴阳失调，气血津液运化失调，易形成痰湿时，便可以认为这种体质状态为痰湿体质。

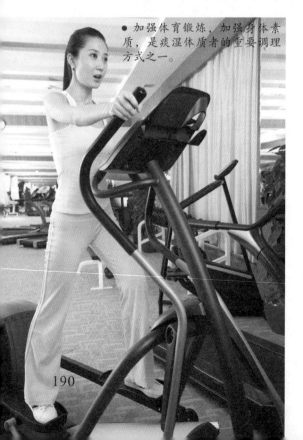

● 加强体育锻炼，加强身体素质，是痰湿体质者的重要调理方式之一。

痰湿体质的形成原因

人体在脏腑、阴阳失调，气血津液运化失调时，易形成痰湿。多由饮食不当而导致，如常吃辣的甜的，"肥甘厚腻"，会困住脾胃，湿排不出去，时间久了就会导致痰湿体质。

痰湿体质容易出现在有先贫后富、先苦后甜、先饿后饱成长经历的企业家、官员、高级知识分子等人群中。本来是多动少吃劳作命，却偏偏过上多吃少动的"好日子"，身体消受不起，不运动，又承受很大的精神压力，营养只进不出、不消耗，就形成痰湿体质。

暴饮暴食、冰冻寒凉、经常吃减肥药是脾胃最为害怕的，青少年的痰湿体质多数和这个有关。凡是伤肝胆的习惯都不可避免地会伤脾，因为它们的关系太密切了。所谓的"见肝之病"就"知肝传脾"。由肝及脾，慢慢形成痰湿体质，这在中青年女性中较为常见。有的女性越是不开心就越吃，越吃就越胖，越胖就越不想动，想躺想睡，呈现出一派痰湿体质之象。家族史明显、自幼就容易咳喘痰多、湿疹或肥胖的痰湿体质，主要是肾脏功能相对不足。

父母体质状况、先天禀赋对于体质形成的重要性不言而喻。当然，也可能与家族内部长期形成的生活方式、饮食习惯有关，比如不爱活动，口味浓重，喜食甜食等。

痰湿体质自查

痰湿体质的人常表现为体形肥胖，腹部肥满松软，面部皮肤油脂较多，多汗且黏，胸闷，痰多，面色暗黄，眼皮水肿，食量大，容易困倦，小便不多或微浑浊，大便不成形等。性格偏温和、稳重，忍耐力较强。此种体质类型易患高血压，糖尿病，肥胖症，高脂血症，哮喘，痛风，冠心病，代谢综合征，脑血管疾病等疾病。

痰湿体质的药补方案

痰湿体质者多发咳嗽、哮喘、痰多、头晕、肠胃不适、呕吐等症状，易生慢性支气管炎、支气管哮喘、肺气肿、动脉粥样硬化、慢性胃炎、慢性肠炎、肥胖症等疾患。因此痰湿体质者可通过温燥化痰药物进行调养。药补应以健脾利湿、化痰祛痰为原则。湿之生与肺、脾、肾三脏关系最为密切，故重点在于调补肺、脾、肾三脏。

肥胖症的发生与中年后肾气渐衰，脾胃阳虚，脾虚湿滞，水湿化痰密切相关。治以健脾利湿、润肠通便、温补肾阳为主。合理选用芳香化浊、健脾化湿，升清降浊功效的药物，减少痰湿和肥甘厚腻对脾胃的伤害，逐渐化解体内痰湿。

另外，痰湿体质的人，要加强体育锻炼，强身健体；阴雨季节要注意避免湿邪的侵袭；不宜在潮湿的环境里久留；嗜睡者应逐渐减少睡眠时间，多进行户外活动，让日光使得身体机能活跃起来；要洗热水澡；穿衣尽量保持宽松，面料以棉、麻、丝等透气性好的天然纤维材料为主，这样有利于汗液蒸发，祛除体内湿气；湿遇温则，遇寒则凝，寒凉的天气不利水湿在体内运化，常可伤及脾胃。

因此痰湿体质在寒凉的天气症状较为明显，所以痰湿体质的人还应注意保暖。

茯 苓

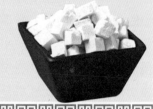

《本草纲目》说茯苓："治头风虚眩，暖腰膝，主五劳七伤。"

药材档案

【性】平

【味】甘、淡

【归经】心、脾、肾经

【功效】利水渗湿、健脾宁心

功效作用

◎ 用于小便不利，尿少，痰饮眩晕。

◎ 用于脾虚引起的倦怠乏力，食欲不振，大便稀薄，腹泻等。

◎ 用于心神不安，心慌失眠等。

茯苓的传说

传说民间有个员外，家里仅有一个女儿，名叫小玲。员外还雇了一个壮实男子料理家务，叫小伏，这人很勤快，小玲暗暗喜欢上了他。不料员外知道后，非常不高兴，认为贫富差距太大，不能联姻。便准备把小伏赶走，还把自己的女儿关起来，并托媒许配给一个富家子弟。小伏和小玲得知此事后，两人便一起从家里逃出来，住进一个小村庄。

后来小玲得了风湿病，常卧床不起，小伏日夜照顾她，二人患难相依。

有一天，小伏进山为小玲采药，忽见前面有只野兔，他用箭一射，射中兔子后腿，兔子带着伤跑了，小伏紧追不舍，追到一片被砍伐的松林处，兔子忽然不见了。他四处寻找，发现在一个松树旁，一个球形的东西上插着他的那支箭。

于是，小伏拔起箭，发现棕黑色球体表皮裂口处，白似甘薯。他把这种东西挖回家，做熟了给小玲吃。

第二天小玲就觉得身体舒服多了，小伏非常高兴，经常挖这种东西给小玲吃，小玲的风湿病渐渐痊愈了。

由于这种药是小玲和小伏第一次发现的，人们就把它称为"茯苓"。由此可见，茯苓确实有利湿作用的。

如何鉴别

正品茯苓块呈块片状，边缘整齐，白色，少数呈淡红色或淡棕色，质坚实，断面颗粒性，有的有裂隙，嚼之黏牙。劣质茯苓块呈不规则块片状，表面灰白色，少数略带微黄，粗糙，有异物脱落的凹点，边缘残缺不全，质硬，可折断，断面颗粒性，表面和折断面可见灰黑色小点及黄白色粗沙子，嚼之黏牙，并有沙子顶牙。

禁忌人群

◎《本草经集注》上说："马蔺为之使。恶白敛。畏牡蒙、地榆、雄黄、秦艽、龟甲。"

◎《药性论》说："忌米醋。"

◎《本草经疏》上说："病人肾虚，小水自利或不禁或虚寒精清滑，皆不得服。"

◎《得配本草》："气虚下陷、水涸口干俱禁用。"

经典方剂

🏵 四君子汤

组成 人参（去芦）、炙甘草、茯苓、白术各等份。

做法及用法 上药制为细末。每服6克，用水150毫升，煎至100毫升，口服。亦可取饮片直接用水煎服。水丸：每次6克，每日3次。合剂：每次10毫升，每日3次。

功效 补气健脾。

主治 对脾胃气虚，脏腑怯弱，面色萎白，四肢无力，心腹胀满，不思

饮食，肠鸣泄泻，呕吵吐逆，舌质淡，苔薄白，脉虚无力等症状有一定疗效。

茯苓推荐药膳

🏵 莲子红小豆茯苓羹

材料 茯苓粉、莲子、红小豆各30克。

调料 蜂蜜适量。

做法 莲子泡发，去皮，去心，与红小豆同煮，熟后，加入茯苓粉和蜂蜜适量，拌匀即可。

功效 健脾除湿。

应用 适用于脾湿型老年人带状疱疹等症。

🌥 养生课堂

------- 茯苓小档案 -------

茯苓主产于云南、湖北、安徽、四川、河南等地。属多孔菌科的真菌，生于砾质土壤、向阳山坡、松属植物的根际。现多为人工栽培。茯苓的药用部位为菌核，多寄生于常用中药，多于7～9月采挖，除去泥沙，堆置"发汗"后，摊开晾至表面干燥，再"发汗"，反复数次至出现皱纹、内部水分大部分散失后，阴干。现代研究发现，茯苓含茯苓酸、麦角固醇、胆碱、卵磷脂、钾盐等。

薏 仁

《本草纲目》说薏仁："健脾，益胃，补肺，清热，去风，祛湿，增食欲，治冷气。"

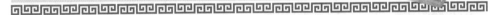

药材档案

【性】微温

【味】甘、淡

【归经】脾、胃、肺经

【功效】健脾渗湿、除痹止泻、清热排脓

功效作用

◎ 用于脾虚湿盛引起的水肿、脚气、小便不利、腹泻等。

◎ 用于风湿痹痛、筋软拘挛等。

◎ 用于肺痈、肠痈。

薏仁的传说

相传在古代的时候有个女子，脖子里长了个大赘疣，试过很多方法治疗，都没有什么好的效果。她的丈夫是个郎中，经常把薏仁泡在白酒中，制成薏仁酒喝。这个女子因爱喝酒，又怕被丈夫责骂，就常偷偷地喝她丈夫制作的薏仁酒。谁知天长日久，这位女子颈部的赘疣不知不觉中竟然消失了，就连脸上的皱纹也没有了。

后来丈夫知道后，对薏仁做了仔细的研究和多方面的试验，发现薏仁有很好的清热排毒消痈的作用，怪不得自己的妻子喝了薏仁酒后，脖子里的赘疣竟会慢慢消失了。于是这位郎中制作了很多薏仁酒，用来治疗痈毒和美容，而薏仁酒美容的说法也一直流传至今。

另外，还有一个传说。

相传古代一位富员外的千金小姐，不知怎么回事，自从生下来后，皮肤就粗糙得像海桐皮似的，一点弹性也没有，用了很多药物治疗都没有什么好的效果。小姐正是年轻爱美的时候，都已经24岁了，仍然没有人上门来提亲。小姐很是苦恼，而员外更是心急如焚。

后来员外听说用薏仁煮粥喝，可除此疾，于是就令丫鬟每日早、中、晚分别用50克左右薏仁给小姐煮粥喝，又用100克净薏仁米煎水给小姐当茶饮。没想到半年过后，小姐的皮肤就光滑的如珍珠一般，细腻如玉，光彩照人！最后小姐如愿以偿地嫁给了一位如意郎君。

如何鉴别

薏仁不仅是营养食品，还是较好的保健品，基于此，薏仁的市场价格相对较高。有些不法商贩，将与之相似的高粱米冒充薏仁出售，消费者在购买时还需仔细辨别。高粱米从颜色上看有些微黄，而薏仁的颜色像纸白色；高粱米的体积比薏仁的体积稍微小一点。

禁忌人群

◎ 小便量多，大便燥结，津液不足者忌用。

◎ 孕妇忌用。消化功能较弱的儿童及老弱病人慎用。

经典方剂

牛膝薏仁酒

组成 牛膝、薏仁、酸枣仁、赤芍药、肉桂、炮姜、石斛、柏子仁各30克，炙甘草20克，好酒1500毫升。

做法 将上药共捣细和匀，置瓶中，酒浸，封口，七日后即可取用。

用法 每温饮15～20毫升，不拘时，旋添酒渍药，味薄即止。

主治 手臂麻木不仁，腰膝冷痛，筋脉抽挛，肢节不利，大便溏，精神萎靡。

薏仁推荐药膳

薏仁冬瓜汤

材料 净薏仁、冬瓜各30克，净瘦猪肉50克。

调料 盐、鸡精各适量。

做法 将冬瓜洗净，切片，瘦猪肉切片，和薏仁一起煮汤，加入调料调味即可。

功效 清热、健脾、利湿。

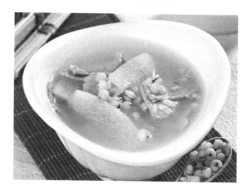

养生课堂

------- **薏仁小档案** -------

薏仁，又叫起实、回回米，主产于福建、河北、辽宁等地，全国各地亦有栽培。属禾本科，一年或多年生草本植物，其药用部位为成熟种仁，一般在11～12月采割全株，晒干，打下果实，再晒干，除去外壳、黄褐色种皮及杂质，收集种仁，生用；或用小火炒至微黄，即为炒薏仁。清热利湿宜生用，健脾止泻宜炒用。

血瘀体质的药补攻略

中医讲血瘀体质

"血瘀"这个词对于我们并不陌生。简单地说，血瘀就是血液流的不通畅了。我们平时磕着、碰着以后皮肤上会留下瘀青，这就是血瘀所致。那么，到底什么是血瘀体质。

血瘀体质约占人口的 7.95%，南方人、脑力劳动者居多，女性比男性多。中医上讲，体内有血液运行不畅的潜在倾向或血瘀内阻的病理基础，以血瘀表现为主要特征的体质状态，就叫做血瘀体质。也就是说，以由血液流通不畅或受阻引起的表现为特征的体质，就是血瘀体质。

血瘀体质的形成原因

◎ 先天的原因，包括遗传或怀孕期间护养不当。

◎ 后天损伤。

◎ 性格方面的原因，经常忧郁、不愉快，导致气血不畅。

◎ 长时间生病引起，所以有句话叫"久病必瘀"。

◎ 久居寒冷地区。

血瘀体质自查

一般血瘀体质的人都偏瘦，性格内向，抑郁，心情容易烦躁，急躁健忘，怕风寒，常在多风的天气或者冬天得病，并且容易患出血、脑卒中、胸闷等疾病。

血瘀体质人的具体表现如下。

◎ 由于末梢循环不良，导致四肢或腹部发冷，有时会出现手或者腿部水肿、麻木。

◎ 面色灰暗，皮肤偏暗有色素沉着，口唇黯淡或者发紫色，经常眼睛有红丝、黑眼圈。

◎ 舌头暗紫或者有瘀点，舌底静脉曲张。有些人眼眶黯黑，鼻子黯滞。

◎ 皮肤干燥，经常用护肤品也没多大改善，皮肤粗糙。

◎ 身体不适，或者莫名其妙地疼痛，如头痛，头晕，而且疼痛部位固定。

◎ 刷牙时容易出血，喜热恶冷，不能吃凉的。

◎ 头发容易脱落，失眠健忘，多梦，心慌气短。

◎ 女性经常有月经周期紊乱、痛经等症状。

血瘀体质的药补方案

血瘀体质是一种危险体质，如果不加调理，继续发展下去，会容易患出血、脑卒中等疾病，所以一定要引起重视。

活血化瘀

血瘀体质者的病因与气血瘀滞有关。气血一旦瘀滞，既可能化寒，也可能化热，甚至痰瘀相杂为患。养生根本之法在于活血化瘀。最好能注意调整自身气血，吃一些活血类型的食物或补药，多做有利于心脏血脉的运动，调整自身心理状态，保持身体和心理的健康。

血瘀体制药补的原则在于活血养血，因为血干就会不流动，或者流动得慢。所以，中药可以选择活血的药。而对于女性，如果有血虚的话，可以选用逍遥丸，目的是通过补血和润血来起到活血化瘀的效果。

重点保护肝脏，注意疏肝理气

血瘀体质的人肝脏应该是一个重点保护脏器，注意疏肝理气。

中医认为，肝气经常瘀滞，容易产生瘀滞体质，要想改善血瘀体质就应该注意疏肝理气。

肝是将军之器官，不注意的话，便容易造成气滞血瘀。从影响因素来看，情绪是一方面，季节的转化有时候是一方面，饮食有时候也是。例如喝酒，影响就非常大。此外还包括衣着，春天阳气生发的时候，肝脏开始活跃，穿紧身衣服，生闷气，久坐室内，上网，肝脏该疏泄不让它疏泄，时间长了就是这种结果，再久了就是亚健康，身体造成躯体痛苦和精神折磨。

在保护肝脏的可以同时稍微用一点活血化瘀的药物，理气的药物，但是活血瘀的药物相对于补阴虚、阳虚、气虚的药物，不能久用，和调理去湿热的体质一样不能久用，相对于人体不利的因素比较大。

● 血瘀体质者，重点要养肝，多吃舒解肝气类的药食，对恢复健康相当有益。

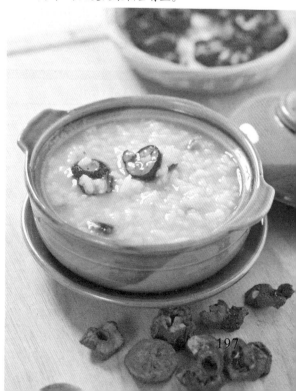

197

红 花

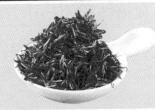

《本草纲目》说红花："活血、润燥、止痛、散肿、通经。"

药材档案

【性】温

【味】辛

【归经】心、肝经

【功效】活血通经、祛瘀止痛

功效作用

◎ 用于闭经、痛经，产后胎盘残留子宫腹痛，产后恶露不行、死胎等。

◎ 用于症瘕、跌打损伤引起的血瘀肿痛等。

◎ 用于热郁血滞引起的斑疹色暗等。

红花的传说

清朝时，维吾尔族美女香妃，因异常惊艳的美和遍体幽香而深得皇上宠幸。

传说香妃死后，其弟护送其灵柩回西域落葬，路上行走好几个月，而香妃却容颜无毁，栩栩如生，而且一直香气四溢，引得无数蝴蝶围绕，终日不散。据传闻，香妃常年以香草为食，其中最重要的一种便是红花，因

而死后身体内血液可暂不瘀滞，使其容貌不退，并且有迷人的体香散出。

另外，还有一个小典故，也是说红花的神奇功效的。

宋代顾文荐《船窗夜话》载，新昌有一姓徐的妇女产后病危，家人请来名医陆日严诊治，待他赶到病人家，患者气已将绝，唯有胸膛微热，陆日严诊后考虑再三说："此乃血闷之病，速购数十斤红花方可奏效。"他用大锅煮红花，沸腾后倒入三只木桶，取窗格放在木桶上，让病人躺在窗格上用药气熏之。药汤冷后再加温倒入桶中，如此反复，过了一会儿，病人僵硬的手指开始伸动。半天左右，病人渐渐苏醒，脱离了险境，家人对陆日严不胜感激。

如何鉴别

红花为不带子房的管状花，长1～2厘米，表面红黄色或红色。花冠筒部细长，先端5裂，裂片呈狭条形，长5～8毫米；雄蕊5，花药黄白色，聚合成筒状（聚药雄蕊，花丝分

开），柱头长圆柱形，顶端微分叉，质柔软。气微香，味微苦。以花冠色鲜红而鲜艳，无枝刺，质柔软，手握软如茸毛者佳。

西红花苷为弯曲的细丝状或呈线型，三分枝，长约2～3厘米。暗红色，上部较宽而略平，顶端边缘显不整齐的齿状，内侧有一短裂隙，下端有时残留一小段黄色花柱。体轻，质松软，无油润光泽，干燥后质脆易断。气特异，微有刺激性，味微苦。（湿的西红花有油润光泽。）

禁忌人群

◎ 孕妇慎用，易动胎气。

◎ 有报道显示，部分患者服用红花会出现鼻出血、共济失调、月经延长或提前、嗜睡、萎靡不振、口干、排粉红色尿或过敏等不良反应。过敏者应慎用。

服用方法

内服，煎汤，3～10克。

经典方剂

红花散

组成 红花、没药（制）、桔梗、厚朴各20克，六神曲、枳壳、当归、山楂、麦芽30克，陈皮、白药子、黄药子各25克，甘草15克。

做法及用法 以上13味，粉碎，过筛，混匀，即得。

功效 活血理气，消食化积。

红花推荐药膳

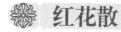 黑豆红花汤

材料 红花5克，黑豆100克。

调料 红糖适量。

做法 黑豆用水浸过，小火煮烂，再加入红花、红糖，稍煮。

功效 补气益血。

应用 适用于血虚气滞型闭经者。

养生课堂

-------- 红花小档案 --------

红花又名草红、刺红花、杜红花、金红花。全国各地均有栽培，主产于河南、浙江、江苏、四川、新疆等地。为菊科一年生草本植物。红花的药用部位为管状花，多在夏季花变红时采摘，除去茎叶，带头，阴干或晒干。现代研究发现，红花中含有红花黄色素、红花苷、棕榈酸、硬脂酸、亚麻酸、亚油酸、油酸、花生酸、多糖、儿茶酚、新红花苷等。另有"红花子"油，由其果实"白平子"所得。

益母草

《本草纲目》说益母草："活血、破血、调经。"

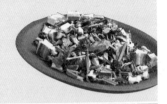

药材档案

【性】微寒

【味】辛、苦

【归经】心、肝、膀胱经

【功效】活血祛瘀、调经、利尿、消肿、解毒

功效作用

◎ 用于女性月经不调，行经不畅，小腹胀痛，产后恶露不尽，闭经等。

◎ 用于外伤血瘀作痛、疮痈肿毒、皮肤痒疹等症。

益母草的传说

传说程咬金的父亲因病很早就死了，家中只剩下他和老母亲两个人。程咬金家里穷得叮当响，他只能靠平日编竹耙子挣点钱，来养活老母。

程咬金的母亲在生程咬金时，留下了产后血瘀疼痛的病症。数十年来程咬金长大成人了，可母亲的病还没有好，于是程咬金决心请郎中治好母亲的病。

为了给老母买药，程咬金一连几个晚上没睡觉，编了许多竹耙子，挣了半两碎银，到邻村一个郎中的药铺，买了两剂中药。程母吃了草药，病情果然好转。程咬金高兴极了，又接连几个晚上没睡觉编竹耙子，挣了点碎银，又跑去找那位郎中，可是，这位郎中说这次买的药得花三两银子。程咬金听了心中一惊，我哪来这么多钱呀! 怎么办? ……想来想去，程咬金忽然灵机一动，就答应说："可以给你那么多钱，但要等我娘的病好了，再还你钱。"那位郎中同意了程咬金的要求。

有一天，郎中到地里去采药，程咬金久在后面偷偷跟着，看看郎中到底采的是什么样的药，长在什么地方。程咬金心中有数了，就只从郎中那买了一剂药。后来，程咬金便也到地里去采郎中所采的那种用来给母亲治病的药，并拿回家煎汤给母亲治病，终于把母亲的病治好了。

因为这个草药治好了自己母亲的病，于是，程咬金给这药草起了个名字，就叫"益母草"。

如何鉴别

中药益母草是以植物益母草的地上部分入药，其种子入药名为茺蔚子。二者虽然同出一物，但功效不尽相同。益母草与茺蔚子均具有活血化瘀的功效，但益母草活血调经力优，为妇产科要药，故冠以"益母"之名。兼能利水消肿，清热解毒，用于水肿、小便不利及疮痈肿毒等症。而茺蔚子偏于疏风，清热明目，治疗眼科疾病时多用。益母草药用其全草，茺蔚子药用其果实。

禁忌人群

◎ 孕妇忌用。

◎ 阴虚血少，或血虚无瘀者忌用。

经典方剂

安坤益母草膏

组成 益母草1440克，当归、川芎、白芍、地黄各144克，木香48克。

做法及用法 以上六味，加水煎煮三次，第一次3小时，第二次2小时，第三次1小时，合并煎液，滤过，滤液浓缩至相对密度为1.45（50℃）的清膏。每100克清膏加炼蜜100克，加热混匀，即得。口服，一次10～20克，一日2～3次。

功效 调经养血，化瘀生新。

主治 用于血瘀气滞引起的月经不调，行经腹痛，量少色暗，午后作烧，产后血瘀不净。

注意 孕妇忌服。糖尿病患者慎服。月经过多者不宜服用本药。

益母草推荐药膳

益母草红枣瘦肉汤

材料 益母草75克，瘦肉200克，红枣6颗。

调料 盐、鸡精适量。

做法 瘦肉洗净切块，红枣去核洗净，益母草洗净。将以上三者放砂锅内，煮沸后改用小火煮熟，下调料。

功效 调经止痛。

养生课堂

------- 益母草小档案 -------

益母草又叫山青麻、山生麻、红花益母草、假青麻、六味草、益母艾等。全国各地均有栽培。益母草为唇形科植物益母草的全草。一年或二年生草本，夏季开花。生于山野荒地、田埂、草地等。全国大部分地区均有分布。在夏季生长茂盛花未全开时采摘，切段、晒干、生用。

赤 芍

《本草纲目》说赤芍："止下痢腹痛后重。"

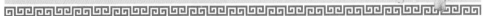

药材档案

【性】微寒

【味】苦

【归经】肝经

【功效】清热凉血、散瘀止痛

功效作用

◎ 用于温热病热入血分身热发斑、吐泻、鼻腔出血等。

◎ 用于肝热引起的目赤肿痛、肋痛。

◎ 用于血滞经闭、痛经、腹痛、跌打损伤等。

◎ 用于痈肿疮疡或内痈初起。

赤芍的传说

东汉神医华佗在其后宅辟药园、凿药池、建药房、种药草，广为传授、种植、加工中药材技术。但每味药他都要仔细品尝，弄清药性后，才用到病人身上。

有一次，一位外地人送给华佗一棵芍药，他就把它种在了屋前。华佗尝了这棵芍药的叶、茎、花之后，觉得平平常常，似乎没有什么药性。

一天深夜，华佗正在灯下看书，突然听到有女子哭声。华佗颇感纳闷，推门走出去，却不见人影，只见那棵芍药。华佗心里一动，难道它就是刚才哭的那个女子？他看了看芍药花，摇了摇头，自言自语地说："你自己全身上下无奇特之处，怎能让你入药？"转身又回屋看书去了。

谁知刚刚坐下，又听见那女子的啼哭声，出去看时，还是那棵芍药。华佗觉得奇怪，喊醒熟睡的妻子，将刚才发生的事给她描述了一遍。妻子望着窗外的花木药草说："这里的一草一木，到你手里都成了良药，被你用来救活了无数病人的生命，独这株芍药被冷落一旁，它自然感到委屈了。"华佗听罢笑道："我尝尽了百草，药性无不辨得一清二楚，该用什么就用什么，没有错过分毫。对这芍药，我也多次尝过了它的叶、茎、花，确实不能入药，怎么说是委屈了它呢？"

事隔几日，华夫人血崩腹痛，用药无效。她瞒着丈夫，挖起芍药根煎水喝了。不过半日，腹痛渐止。她把此事告诉了丈夫，华佗才知道他确实委屈了芍药。后来，华佗对芍药做了细致的试验，发现它不但可以止血、活血，还有镇痛、滋补、调经的效果。

如何鉴别

如今所用的芍药多以栽培为主，采挖芍药根后直接晒干做赤芍用；用沸水煮后除去外皮或去皮后再煮，晒干，做白芍用。赤芍与白芍功效不尽相同，赤芍具有清热凉血、散瘀止痛的作用，血热血瘀之症适用；白芍则具有养血调经、平肝止痛、敛阴止汗的作用，血虚阴亏、肝旺、肝失柔和等症适用，又兼有止汗的作用。

禁忌人群

◎ 血虚无瘀、血寒经闭、虚寒、阳虚或痈疽已溃破者不宜用。

◎ 不宜与藜芦同用。

经典方剂

❀ 四妙散加减

组成 黄柏、苍术各10克，绵茵陈、车前子、赤芍各15克，丹皮、香附各12克，薏仁30克，败酱草、银花藤各20克。

功效 清热利湿调经。

主治 用于治疗月经周期多提前，或先后无定，经期延长，经色暗红，量或多或少，质黏腻，可有臭味，平时白带量多，色黄白等症。

赤芍推荐药膳

❀ 赤芍柴胡粥

材料 大米60克，银柴胡、赤芍、延胡索各10克，马齿苋25克，红枣10颗，山楂条10克。

调料 白砂糖10克。

做法 银柴胡、马齿苋、赤芍、延胡索加水1000毫升，大火烧开，小火煮30分钟，去渣留汁，以药汁煮大米、红枣至粥熟，加山楂条、白糖调匀。

功效 清热除湿、化瘀止痛。

养生课堂

------- 赤芍小档案 -------

赤芍为毛茛科植物芍药或川赤芍的干燥根，为类圆形切片，直径0.5～3厘米，厚0.3～0.5厘米，周边棕褐色，切面粉白色或粉红色，皮部窄，木部放射状纹理明显，有的有裂隙。春、秋二季采挖，除去根茎、须根及泥沙，晒干。

气郁体质的药补攻略

中医讲气郁体质

人体之气是人的生命运动的根本和动力。生命活动的维持，必须依靠气。人体的气，除与先天禀赋、后天环境以及饮食营养相关以外，且与肾、脾、胃、肺的生理功能密切相关。所以机体的各种生理活动，实质上都是气在人体内运动的具体体现。当气不能外达而结聚于内时，便形成"气郁"。

中医认为，气郁多由忧郁烦闷、心情不舒畅所致。长期气郁会导致血循环不畅，严重影响健康。

气郁体质的形成原因

气郁多由忧郁烦闷、郁郁寡欢，多愁善感、触景生情等心情不舒畅所致。当气郁积、不顺畅流通、气郁来自于自身，调控能力不行、自行疏导不了，沉淀在此，气不能外达而结聚于内时，便形成"气郁"。

应该说，气郁体质的人只有少数属于先天遗传，而大部分则可能是因过去一些不良经历造成的。多数和幼

年时期曾经经历过比较大的生活事件有关系，如父母离异、父或母早亡，寄人篱下，上学的时候哪个老师都不太喜欢，自信心备受打击，人小时候自我调节能力还差些，受到一些打击无法自我调整就会气郁。比如气郁体质的代表人物林黛玉就经历过幼年母亲去世，又无亲生兄弟姐妹，寄人篱下的境遇。

气郁体质自查

这种人一般比较消瘦，经常闷闷不乐，无缘无故地叹气，多愁善感，感情脆弱，承受能力比较差，容易害怕受惊吓，不敢一个人睡觉，没有原因气就不顺，以及食欲不振，容易心慌等。

气郁体质的人容易患失眠症、抑郁症、神经官能症等。性情急躁易怒，易于激动，或忧郁寡欢，胸闷气短，总是叹气深呼吸，心口堵，很难解脱，焦虑不安，性格内向不稳定，敏感多虑，闷闷不乐，每况愈下，疲劳乏力，胃口不开因为阴阳之气运行不顺，睡眠不会太好。一旦生病则胸

肋胀痛或窜痛。

在体征上也有一些非特异的表现，比如有时乳房及小腹胀痛，月经不调，痛经，经前综合征，乳房经前胀痛，不小心碰到那里的皮肤都感觉很痛，痛经在月经多的那天症状开始缓解。还有的人咽中梗阻，如有异物；或颈项瘿瘤，容易形成慢性咽喉炎，咽喉有异物感，总是清嗓子越紧张焦虑越清嗓子越要吐唾沫。有的人春天易患花粉症也与气郁体质有关。

气郁体质的药补方案

气郁体质者性格多内向，缺乏与外界的沟通，情志不达时精神便处于抑郁状态。所以，气郁体质者的养生保健法重在心理、精神调养与药补相结合。

除了一般精神调养，如多听轻快的音乐、读积极的文章报刊、参加集体活动等，环境调摄，如劳逸结合，早睡早起，保证有充足的睡眠时间，以及饮食调养，如常吃红枣桂圆汤、百合莲子汤以健脾养心安神以外，中药的调理也不可或缺。

气郁体质者和血瘀体质者一样，调理时主要针对的是肝脏，要让它气活，就得让肝气舒展。如果肝血是不足的，那么就会疏泄过了，或者疏泄没有力量，气瘀滞在那儿。也就

是说，肝脏一定要用阴血来滋润，才能够很好地保持它的疏泄功能，使人消化功能提高，月经规则，情绪平稳平和，这时候人的肝血是充足的；反之，如果肝血不足的话，要么就会疏泄过度，烦躁易怒，血压飙升；要么就是郁在那儿，甚至停止疏泄，就会出现气滞，这种情况初期就是气郁，气郁体质时间久了，有的就转成血瘀体质了。那么，气郁体质的滋补原则有哪些呢？

◎ 气郁在先、郁滞为本，所以疏通气机为气郁体质者药补的原则。

◎ 气郁体质者可常用以香附、玫瑰花、佛手、郁金、乌药、川楝子、小茴香、青皮等疏肝理气解郁的药为主组成的方剂。

◎ 肝脏的呵护非常重要，要保证肝血的充足，补肝血的中药有何首乌、阿胶、白芍、当归、葡萄干等。

◎ 肝气郁结，应疏肝理气解郁，宜用柴胡疏肝饮。

◎ 气滞痰郁，应化痰理气解郁，宜用半夏厚朴汤。此药方中紫苏、厚朴均含有挥发油，煎煮时以清水浸泡半小时，而后煎15分钟即可，不宜过长。

◎ 心神失养，应养心安神，宜用甘麦红枣汤。

◎ 心肾阴虚，应滋养心肾，宜用补心丹合六味地黄丸。

◎ 气郁引起血瘀，应配活血化瘀药。

香 附

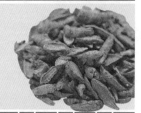

《本草纲目》说香附："止心腹肢体头目齿耳诸痛，妇人月候不调，胎前产后百病。"

药材档案

【性】平

【味】辛、微苦

【归经】肝、脾、三焦经

【功效】疏肝理气、调经止痛

功效作用

◎ 用于肝气郁结引起的乳房胀痛、月经不调、闭经。

◎ 用于寒滞肝脉引起的疝气疼痛、痛引少腹等。

◎ 用于治疗男子心肺两虚。

香附的传说

从前有个姑娘叫索索，天生丽质，心地善良。

有一年，古砀郡大旱，十月无雨，百草皆枯。索索迫于生计嫁到黄河边的一个茅庄，不料这里正闹瘟疫，大人小孩胸闷腹痛。自从索索嫁来以后，丈夫一直安然无恙，问索索，索索也不知，丈夫隐约感到，索索身上有股香气，断定这是驱疫的奥秘，于是便让索索外出给众人治病，不几天，全村人又都露出了笑脸。

庄户人家闲着没事，又扯起索索看病来，一传十，十传百，传到索索丈夫耳朵里，竟成这样的话："索索每到一家，就脱去衣服，让大人小孩围过来闻……"丈夫虽有拯救乡亲之心，但决不容这种方式，于是两人常闹别扭。终于在一个风雨交加的夜晚，丈夫下毒手把索索害死了。名声不好的女人是不能入棺的，用秫秸一捆埋到河边。不几天，索索的坟上长出几缕小草，窄窄的叶，挺挺的茎，蜂也围，蝶也绕，有人说："索索风流，死后也招小虫子"。丈夫听后，挖地三尺，把尸骨深埋。可过了一段时间，小草又冒出，依然招蜂引蝶，丈夫又去挖又去埋，可草越挖越多，越埋越旺。于是人们后悔了：索索死得冤屈，千万不要再挖了，将来万一再闹心口痛，说不定这草能治病……

直到今天，尽管药名改叫香附子，可当地人仍叫它索索草。可惜的是要想用它理气止痛，必挖出其身，三个根球一个比一个深。

如何鉴别

香附与天葵子容易混淆：

正品香附根茎多呈纺锤形，有的略弯曲，表面棕褐色或黑褐色，有纵皱纹，并有6～10个略隆起的环节，节上有棕色的毛须，并残留根痕，去净毛须者较光滑，环节不明显，质硬，经蒸煮者断面黄棕色和红棕色，角质样，生晒者断面色白而显粉性，内皮层环纹明显，中柱色较深，点状维管束散在。

天葵子块根呈不规则短柱状、纺锤状或块状，略弯曲，表面暗褐色至灰黑色，具不规则的皱纹及须根或须根痕，顶端常有茎叶残基，外被数层黄褐色鞘状鳞片，质较软，易折断，断面皮部类白色，木部黄白色或黄棕色，略呈放射状。

禁忌人群

气虚无滞、阴虚或血热者忌用。

经典方剂

香附旋复花汤

组成 生香附、旋复花（纱布包）、苏子霜、茯苓块各9克，广陈皮6克，半夏、薏仁各15克。

做法及用法 用水800毫升，煮取300毫升。分两次温服。

主治 治伏暑、湿温，胁痛，或咳或不咳，无寒，但潮热，或竟寒热如疟状。

香附推荐药膳

陈皮香附蒸乳鸽

材料 陈皮6克，制香附子9克，乳鸽1只，葱、姜各适量。

调料 绍酒10克，盐少许量。

做法 将以上材料及调料大火煮40分钟左右，即熟。每日两次，吃乳鸽喝汤。

功效 行气健脾，疏肝解郁。

应用 适用于肝郁气滞型急性病毒性肝炎。

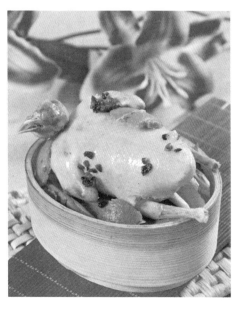

郁 金

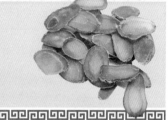

《本草纲目》说郁金："治胸胃膈痛、两胁胀满、肚腹攻疼、饮食不思等症。"

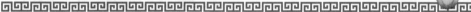

药材档案

【性】平

【味】辛、苦

【归经】肝、胆、心经

【功效】行气化瘀、解郁清心、清热凉血、利胆退黄

功效作用

◎ 用于气滞引起的胸、胁、腹痛，痛经、经闭等症。

◎ 用于热病神昏、癫痫发狂等症。

◎ 用于肝胆湿热引起的黄疸，尿赤等。

◎ 用于气火上逆引起的吐血等症。

郁金的传说

唐代大诗人李白曾有名诗《客中行》：兰陵美酒郁金香，玉碗盛来琥珀光。但使主人能醉客，不知何处是他乡。此诗表现了李白豪放不羁的个性和盛唐的繁荣景象。在这首诗的第一句中提到"郁金香"颇受争议。诗中所言兰陵美酒，由于酿酒技术的发展，应当与今天的酒有所不同，所称"郁金香"应该指它有香料、药物"郁金"的香味。原诗所描写的"郁金香"的酒，后世实已失传。但正是在此诗的启发下，大约在明代出现了一种名为"郁金香"的酒。山东省苍山县兰陵镇和上海市嘉定区南翔镇的"郁金香"酒，都相当出名。

郁金香酒用上白文米经过传统发酵后，配以郁金、当归、杜仲等二十多种药材酿成。酒色紫红透明，浓度高，饮之醇香，味甜微酸，稍有药味，传说慈禧太后饮后大加赞赏，郁金香酒也因被列为贡品而闻名。

如何鉴别

姜黄、温郁金、广西莪术、蓬莪术4种植物，均存在"一物两用"的现象。它们的块根均可做郁金入药，而姜黄的根茎则作为姜黄入药，温郁金、广西莪术、蓬莪术的根茎则作为莪术入药，可见，它们的区别仅在于入药部位的不同。姜黄活血行气，通经止痛，多用于气滞血瘀之心腹疼痛、经闭痛经、跌打损伤及风湿痹痛等；莪术破血行气，消积止痛，多用于气滞血瘀之重症，如血瘀闭经、心腹瘀痛等，也可以用于食积腹痛。

禁忌人群

◎ 孕妇慎用。

◎ 肝功能差者慎用。

◎ 不可与丁香同用。

【附】宋代之前，诸本草无"丁香畏郁金"之说，其后的本草著作如《药鉴》、《本草纲目》等均遵此说。但丁香与郁金，前者温中开胃止呕，后者活血行气止痛，对某些病证，或当配用，古方也有同用者。如《串雅集·卷三》之十香返魂丹。今亦未见两药合用出现不良反应的报道，《中华人民共和国药典》也未将两药列为配伍禁忌。

经典方剂

🏵 安宫牛黄丸

组成 郁金、牛黄、水牛角代、黄连、朱砂、山栀、雄黄、黄芩各30克，梅片、麝香各7.5克，珍珠15克。

做法及用法 以上11味，珍珠水飞或粉碎成极细粉，朱砂、雄黄分别水飞成极细粉；黄连、黄芩、栀子、郁金粉碎成细粉；将牛黄、水牛角浓缩粉及麝香、冰片研细，与

上述粉末配研、过筛、混匀，加适量炼蜜制成大蜜丸。

功效 清热解毒，开窍醒神。

主治 邪热内陷心包症。高热烦躁，神昏谵语，舌謇肢厥，舌红或绛，脉数有力。亦治脑卒中昏迷，小儿惊厥属邪热内闭者。

注意 孕妇慎用。

郁金推荐药膳

🏵 郁金瘦肉汤

材料 郁金1克，田七花12克，瘦猪肉90克，党参18克。

调料 盐少许。

做法 郁金、田七花用水煎，过滤，留汁，加入瘦猪肉、党参，小火煮至肉熟烂，再加入上述调料即可。

🍃 养生课堂

------- 郁金小档案 -------

郁金，又叫川郁金、广郁金，主产于浙江、江苏、四川、福建、广东、广西等地。药用部位为干燥块根，多在冬季茎叶枯萎后采挖，除去须根，用沸水煮或蒸至透心，晒干切片或打碎，生用。

佛 手

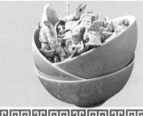

《本草纲目》说佛手："煮酒饮，治痰气咳嗽。煎汤，治心下气痛。"

药材档案

【性】温

【味】辛、苦、酸

【归经】肝、脾、肺经

【功效】疏肝理气、和胃止痛、化痰

功效作用

◎ 用于肝郁气滞引起的胸胁胀痛、胃腹胀满、食少呕吐等。

◎ 用于咳嗽日久痰多兼胸闷作痛等。

佛手的传说

古时候，有个妙庄国，国王叫妙庄王。妙庄王很喜欢三公主妙善，视其为掌上明珠，而三公主却决意出家修行从佛。气得妙庄王生了一场怪病，服遍了灵丹妙药也不见好转。

消息传到了三公主妙善的耳朵里。妙善心里十分难受，怎么办呢？如何才能医得了父王之病？想着想着妙善不禁黯然泪下。而这一切全被主持竹心师父看在眼里，便问妙善有何难言之隐。妙善将听到父王害病的情况告诉了大师。

大师听后，却微闭双眼，口中念道："阿弥陀佛！出家人以寺为家，以佛为宗，否则难修真身！"

妙善遵照大师的吩咐，每日里在菩萨面前为父王祈祷。一天夜里，妙善梦见两个神仙，气冲冲地来到了她的面前，大声斥责她道："妙善，你身为王家之女，竟不顾王家体面，私自出走，今日妙庄王为你害病，而你无动于衷，你还有一点孝心吗？"

妙善吓了一跳，说："父王害病，小女已知，小女在此每日诵经祈祷父王早日康复，百姓安居乐业！"

"告诉你，你父王只有取你的臂肉煎汤服用才会病好！我们是专门来取你手臂的！"

没等妙善分辩，两个神仙就扑上来，举刀砍妙善手臂，吓得妙善惊醒过来，方知是梦。这样的梦一连做了三个晚上，而且一模一样，弄得妙善不知如何是好，难道这一切是真的？妙善向大师请了假，回宫看望父王。

妙善的到来，使得父王十分高兴，母后更是欢喜得不得了，劝女儿多住些日子。妙善向母后讲起自己连续三夜所做的梦，母后听了不由得惊奇地说道："儿啊，为娘也做了三夜的梦，和你说的一模一样。"

妙善听后十分平静地说："女儿决心已定，定要为父治病！"说罢就砍下了自己的手臂。又匆匆离别王宫回到了白雀寺。

妙庄王服了女儿的臂肉汤病体痊愈。可当他知道事情的真相后心中十分不安。女儿来宫断臂为父治病，真是天下之大孝啊！妙庄王祈祷上苍，让女儿尽快康复。

在妙庄王的祈祷下，妙善的断臂处竟一夜间长出十几只手来。而妙善当时为妙庄王治病用的是臂肉，太医将剩余的手掌抛出了城外。不久，城外竟长出了许多像手掌一样植物来。人们把它挖来吃，味道十分鲜美。有人说那是妙善的手掌变的，故称其为"佛手"。

服用方法

果实干片入药，花和叶也可入药。也可深加工为酒、茶、果脯或香精等。

如何鉴别

果皮多纵切成薄片，形状大小不一，有的呈指状分枝，常皱缩或卷曲。质柔软。以片大、皮黄肉白、

香气浓者为佳。广佛手果大色黄而光亮，体糯芳香。川佛手果实小，但香味浓。建佛手果片较小，香味较淡。

禁忌人群

阴虚火旺、气虚或无气滞者需谨慎服用。

经典方剂

❁ 佛手散

组成 米壳200克，人参、川芎、陈皮各1.95克，没药、乳香各7.5克，佛手、当归各50克，甘草25克。

做法及用法 将以上几味研为粗末。每服3克，用水煎服。

主治 诸疮痛不可忍。

佛手推荐药膳

❁ 佛手蜜

材料 佛手100克，蜂蜜150克，白酒10克。

调料 无。

做法 将以上材料放入容器中共浸7天，即可。每次2汤匙含服，或沸水冲服。

功效 理气化痰、润肺止咳。

应用 适用于慢性气管炎、咽喉炎、肺气肿、肺心病、慢性胃炎。

柴 胡

《神农本草经》说柴胡："主心腹肠胃结气，饮食积聚，寒热邪气，推陈致新。"

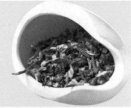

药材档案

【性】微寒

【味】苦、辛

【归经】肝经、胆经

【功效】疏肝解郁，透表泄热

功效作用

◎ 有很好的退热作用，用于感冒发热、寒热虚劳发热。

◎ 用于肝郁气滞，胸肋胀痛，脱肛，子宫脱落，月经不调等。

如何鉴别

柴胡按产地性状不同有南北之分。

北柴胡呈圆柱形或长圆锥形，主根粗大、质硬而韧，不易折断，外皮呈黑褐色或浅棕色，具纵皱纹、支根痕及皮孔。气微香，味微苦。

南柴胡根较细，圆锥形，质稍软，易折断。顶端有多数细毛状枯叶纤维，下部多不分枝或稍分枝。表面红棕色或黑棕色，靠近根头处多具细密环纹。具败油气。

禁忌人群

◎ 肝阳上亢、阴虚火旺及气机上逆者忌服。

◎ 可升高血糖，糖尿病患者慎用。

经典方剂

小柴胡汤

组成 柴胡24克，黄芩、人参、半夏（洗）、生姜各9克，甘草（炙）6克，红枣4颗。

做法及用法 水煎服。

主治 胸胁胀满，食欲不振，心烦喜呕，咽干，目眩，黄疸，疟疾以及内伤杂病而见少阳证者等。

清胰汤

组成 柴胡、白芍、生大黄各15克，黄芩、胡黄连、木香、延胡索、芒硝各9克。

做法及用法 水煎服，每日1剂，每次300毫升。

功效 疏肝理气，清热解毒。

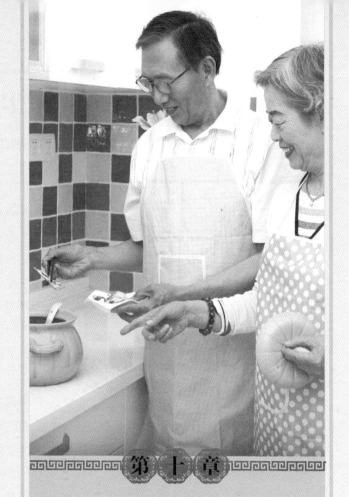

第十章

药食同源 养生谈

中国传统医学的指导思想有一个很重要的特征就是将食疗和药疗结合在一起，二者相互渗透、互相作用，共同发挥作用。食物与药物，均有保健治病的作用，而有些食物同时又有药物的作用，这就是药食同源的理论基础。故在使用药物治病时，不妨结合日常饮食，来达到健康养生的目的。

药食同源的养生之道

药食同源的养生理念

药食同源在中医理论中的地位

中医典籍中有"安身之本，必资于食"以及"食借药之力，药助食之功"的说法，二者相辅相成。

综观中医典籍记载的保健治病药方，其中采用食疗治病的方剂不胜枚举，主要是通过健脾补肾两种方法来达到扶正固本、调和气血，最终实现强身健体、治疗疾病的目的。

药食同源在人们心目中的地位

药食同源的养生保健法打破了良药苦口的说法，将药物与食物有机结合起来，或直接选用具备药食同源特质的食物，通过传统方法进行烹调，真正实现了良药不必苦口的目的，这种治病保健方法深受人们喜爱，为此药食同源理念更加深入人心。

药食同源的直接体现——药膳

药食同源的养生祛病理念，反映在操作方法上就是人们日常所讲的药膳，它是将中药与某些具有药用价值的食物相搭配，或直接将某些具有药用价值的食物，采用我国独特的饮食烹调技术，结合现代科学方法，制成具有色、香、味、形的美味食品。食用这种食品可达到养生祛病的功效。

◎ 药膳是中医学的一个组成部分，无论组方配伍还是施膳原则，均以中医基本理论作指导，体现了辩证施膳的理论。

◎ 药膳具有独特的制作方法，是根据中医学的理论和用药要求，结合药物性能，应用食品烹调和药物加工炮制技术而成的一套特殊制作方法。

◎ 药膳是一种特殊食品，在药物与食品的综合作用下，既满足营养保健的需求，又具有药物功效和食品美味。

药食同源的养生功效

抗衰老，延年益寿

养生保健有许多途径，如加强体育运动、注重精神卫生，更重要的一条是利用天然、有食疗作用的食物来调节机体的生理活动和预防疾病的能力。而药食同源恰好符合这种养生理念，因此可达到延年益寿的目的。

提高人体免疫力

人体免疫系统是维护自身健康的主要防线。免疫系统功能紊乱，相当于为病毒打开了大门。而免疫系统出故障，关键在于人们的饮食不均衡，使体内代谢产物不能及时排出，导致身体内各组织功能下降，不能正常运行所致。若采用药食同源饮食养生祛病法，便可有效地调理身体，驱赶病毒，达到调节人体免疫力的作用。

药食同源的理论依据

古代医学文献肯定了药食同源之说

《黄帝内经》对药食同源有着非常权威的阐述，如"大毒治病，十去其六；常毒治病，十去其七；小毒治病，十去其八；无毒治病，十去其九；谷肉果菜，食养尽之，无使过之，伤其正也"，这是最早的食疗原则，也是药食同源理念的一种体现。

药食共同存在用量问题

中医药学指出，中药是一个非常大的药物概念，所有的动植物、矿物质等都属于中药范畴，凡是中药都可以食用，只不过存在着一个用量问题。毒性作用大的用量相对小一些，毒性作用小的可适当加大用量。而对于食物来说，有些食物性偏寒，多吃伤脾胃；有些食物性平和，可适当加大用量，对人体有着非常好的滋补功效。如雪梨既是一种水果食物，也是一种中药，且性微寒，能清肺润燥，生津止渴，所以在夏季、秋季食用最好，如果在冬季食用就会伤脾胃，情况严重了还会导致感冒。生姜是日常生活中常见的食物，也是一种中药，且性温，能温中祛寒，适合天气寒冷的冬季食用，在夏天食用就会适得其反，导致上火。

由此可见，药物与食物相同，都存在一个用量问题，很难将二者明确地划分出来，这也是药食同源的另一个理论依据。

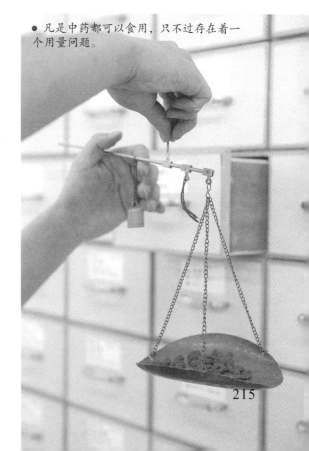

● 凡是中药都可以食用，只不过存在着一个用量问题。

215

红枣

《本草纲目》说红枣："主心邪气、安神养脾、平胃气、通九窍、久服轻身延年。"

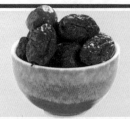

药材档案

【性】温

【味】甘

【归经】脾、胃经

【功效】补气健脾、养血安神、缓和药性

功效作用

◎ 用于中气不足及脾胃虚弱引起的体倦、乏力、食少等。

◎ 用于血虚引起的面黄、头晕、眼花、妇女月经量少及色淡。

◎ 用于心虚肝郁引起的精神恍惚、睡眠不佳、神志失常等。

红枣的传说

民间传说，有一位青年，好吃懒做。早已超过了当婚的年纪，还没娶上老婆，因为没有哪个姑娘愿意跟懒汉过一辈子。

有一天，他突发奇想，要出外闯荡找媳妇。走出瓦石峡(若羌县的一个乡)不久，就迷了路，走了3天，还是一片沙漠，真是又渴又饿，死神在向他招手。第四天，他改变了方向，仅走了半天，出现了一棵枣树，他吃了几棵未熟的枣儿，就在枣树下睡了一觉。

在梦中枣树问他："前边有一个人，父母双亡，他无力埋葬，你该怎么办？"经过了这次大劫难，那位青年萌生了无数的美好愿望，他醒来后，直奔前方，看见一个个子稍矮的小伙子痛哭不已，得知其父母得急病死了，青年抖掉了自己一身懒肉，下了把力气，帮助小伙子埋葬了父母。没料想小伙子甩掉了帽子后，竟是个美丽的姑娘。

姑娘看他是个好人，就执意要嫁给他，他又到枣树下睡了一觉。得到启示："这里田青水秀，是个好地方，你自己拿主意。"他就和姑娘结为夫妻，两人辛勤耕田，开出了一片绿洲，这就是美丽无比的若羌。

从此以后，若羌绿洲到处都种红枣，而且鲜枣特别清香，熟枣特别丰实甜美，吃若羌红枣，不但有营养，还能得到终身受益的启示。

服用方法

可以生吃，炖汤或煮粥。吃生枣一般以鲜枣为好，鲜枣汁水充足，果中营养更便于人体吸收和利用。干枣以熟食为宜，吃时先将红枣浸泡洗净，再蒸食、煮食、熬汤，如加少量生姜熬成枣姜汤或加等量花生、冰糖熬成枣生汤或煮粥吃。

如何鉴别

小枣皮色深红，红枣皮色紫红。新货以有自然光泽为佳，陈货以有薄霜者为佳。

特别要注意蒂端有无穿孔或粘有咖啡色粉末，如有则表明果肉已被虫蛀，掰开后可看到肉核之间有一圈虫屑。手攥红枣，感觉坚实、肉质细者为佳。手感松软粗糙的是未干透的，质量较差；湿软而黏手的，很潮，不能久贮。

剖开红枣，肉色淡黄细实，没有丝条相连，入口甜糯，则品质好；肉色深黄，核大，有丝条相粘连，口感粗糙，甜味不足或带酸涩味的品质次。

禁忌人群

红枣易助湿滞气，生痰蕴热，故有实热、痰热、湿盛、滞气等症者不宜用。

经典方剂

 甘麦红枣汤

组成 小麦30克，甘草7克，红枣7颗。

做法及用法 将3种原料入锅中，加清水800毫升，煎至200～300毫升，去渣，吃枣饮汤，每日1剂，早晚分服。

主治 中医用其治疗精神恍惚，心烦、睡眠不宁、失眠与癔证等症。现代研究发现，此汤对有睡眠不佳的亚健康者，尤兼具更年期综合征的中年男女，有一定效果。

红枣推荐药膳

红枣全虾粥

材料 去核红枣20颗、全虾50克、韭菜10克、大米100克。

调料 无。

做法 全虾切段，韭菜切段，与红枣、大米一同煮粥，分早晚食用。

应用 适用于有腰膝酸软、性欲减退、遗精阳痿等。

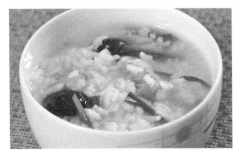

山 楂

《本草纲目》说山楂："化饮食，消肉积，癥瘕、痰饮、痞满吞酸、滞血痛胀。"

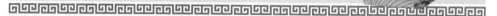

药材档案

【性】微温

【味】酸、甘

【归经】脾、胃、肝经

【功效】消食化积，行气散瘀。

功效作用

◎ 可促进消化，用于油腻肉食引起的食积。

◎ 用于产后瘀阻腹痛、恶露不尽、血瘀、闭经痛经等。

◎ 用于疝气和睾丸偏坠疼痛。

山楂的传说

相传山东境内有座驼山，山脚下有位姑娘叫石榴。她美丽多情，与一位叫白荆的小伙子青梅竹马，两人同住在一座山下，共饮一条溪水，情深意厚。

不幸的是，石榴的美貌惊动了皇帝，官府来人抢走了她，并逼迫石榴为妃。石榴宁死不从，骗皇帝要为母守孝一百天。皇帝无奈，只好找一幽静院落让其独居。

话分两头，石榴被抢走以后，白荆追至南山，日夜伫立山巅守望，年深日久竟化为一棵小树。石榴听说此事后，逃离皇宫寻找白荆。当她看到白荆化身的小树后，悲痛欲绝，扑上前去泪下如雨。后来悲伤的石榴也幻化为树，与白荆守候在一起，并结出鲜亮的小红果，人们都叫这种小红果为"石榴"。

皇帝闻讯后，命人上山砍树，并下令不准叫"石榴"，只能叫"山渣"，意思就是山中的渣滓，但人们喜爱刚强的石榴，又不敢违抗圣旨，于是就称她为"山楂"。

如何鉴别

正品山楂，呈球形或梨形，表面深红色，有光泽，满布灰白色细斑点。干品常为3~5毫米厚的横切片，多卷缩不平，果肉深黄色至浅棕色，切面可见5~6粒浅黄色种子，有的种子已脱落，有的片上可见短果柄或下凹的花萼残迹。野山楂，呈类圆球形，兼有切成半球形或压扁成饼状，表面棕色至红棕色，有细纹及小斑点，果肉薄，棕红色，果皮常皱缩，种子5枚，土黄色，核大，质坚硬。伪品海红，果实近球形，多横切成两瓣，外表红色，皱缩不平，果肉浅黄棕色，有花萼残迹和短而细的果柄，5室，每室含种子1枚。

禁忌人群

◎ 中医认为，山楂只消不补，脾胃虚弱者不宜多食。

◎ 健康的人食用山楂也应有所节制，尤其是儿童，正处于牙齿更替时期，长时间贪食山楂或山楂片、山楂糕等，对牙齿生长不利。另外，山楂片、果丹皮含有大量糖分，儿童进食过多会使血糖保持在较高水平，没有饥饿感，影响进食，长期大量食用会导致营养不良、贫血等。

◎ 糖尿病患者不宜食用，可适当食用山楂鲜果。食用后要注意及时漱口刷

养生课堂

山楂小档案

山楂为蔷薇科落叶灌木或小乔木植物野山楂或山里红的果实。我国河北、北京、辽宁、河南、山东、山西、江苏、云南、广西等地都有栽培种植。

牙，以防伤害牙齿。

◎ 孕妇不宜食用。孕妇早期妊娠反应，喜欢选择味道酸的水果，但不要选择山楂，因为山楂有破血散瘀的作用，能刺激子宫收缩，可能诱发流产。

经典方剂

山楂丸

组成 山楂1000克，六神曲（麸炒）150克，麦芽（炒）150克。

做法及用法 以上三味，粉碎成细粉，过筛，混匀；另取蔗糖、炼蜜，混合，滤过，与上述粉末混匀，制成大蜜丸，即得，每丸9克。口服，一次1～2丸，一日1～3次，小儿酌减。

功效 开胃消食。

山楂推荐药膳

山楂绿豆汤

材料 山楂、扁豆各10克，绿豆30克，厚朴花6克，葱适量。

调料 盐、鸡精各适量。

做法 山楂、扁豆、绿豆用温水泡软，水煮，熟后加厚朴花，小火稍煮，加盐、鸡精、葱，随意饮用。

功效 调味顺气，清除余邪。

蜂 蜜

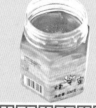

《本草纲目》说蜂蜜："清热、补中、解毒、润燥、止痛。"

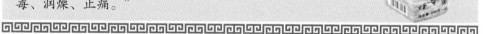

药材档案

【性】平

【味】甘

【归经】脾、大肠经

【功效】补中缓急、润肺止咳、解毒、通便

功效作用

◎ 用于脾胃虚寒引起的腹痛、食少等病症。

◎ 用于肺虚燥热或咽干口燥等。

◎ 用于肠燥便秘。

◎ 外敷用于创伤不敛、水火烫伤等。

◎ 既能解乌头类药物之毒，又能调和药性。

◎ 用于失眠、醉酒、美容护肤等。

蜂蜜的传说

据传说，混沌初开之际，天不像个天，地不像个地。直到盘古开天，女娲辟地之后，才形成高高的苍天，厚厚的大地。那时候，也没有山，只是一片平地。

后来，西北天塌一角，天上的大风从缺口处刮来，吹得人间天昏地暗，雪地冰天，北方已经冻死不少人，弄得人心惶惶，无法生存。

女娲看到这种情形后，遂决定用五色土炼成五色石补天，堵住这个大窟窿。

女娲开始就在南方取了红土炼成红石补到天上；又取了白土炼成白石补到天上；接着又到中原取黄土炼成黄石补了上去。兴凯湖是她去东北取黑土炼黑石留下的"坑"，蜂蜜山是炼石场剩下的石块以及取土时拉来的土堆成的。

女娲炼完黑石正在补天，只见天上飘来一位仙女，穿着黑黄相间的衣裙，披着透明的丝帛斗篷，被风刮得"嗡嗡"作响。女娲看了便道："这般大风，你欲何往？"仙女道："我欲寻个避风之处安身。"女娲听了就往东南一指道："我炼石之处有一堆石头和散落的黑土堆成山了，那里可以避风。你快去吧。"

那位仙女按女娲所指，顺风来到这座山，看看这里果然背向阳，是个好去处。就决定在这里安身，动手修建住所。

有一天，土地老儿在山上碰见了这位仙女，他也知道她是仙女，就问道："你怎么到这儿来了？"仙女答道："女娲娘娘叫我来这儿避风儿。"土地老儿耳背，笑道："女娲娘娘叫你'蜜蜂儿'啊！好，以后我也叫你蜜蜂儿"。从此，人们都管这位仙女叫"蜜蜂"。仙女蜜蜂有一个好手艺就是酿蜂蜜，据说她酿制的蜂蜜食之有美容养颜、延年益寿、长生不老之功效。因此而深受女娲娘娘的喜爱。

天地初开，第一批人被女娲造出之后，由于生存条件恶劣，很多都病死了，于是蜜蜂仙女化身成一位凡人，将酿制蜂蜜的手艺传授给人们，并变化出许多小蜜蜂来帮助采蜜，于是人类才得以生存和繁衍下来。

如何鉴别

纯正蜂蜜是浓厚、黏稠的胶状液体，光亮润泽。用筷子在蜂蜜中用劲搅几圈，提起筷子在光亮处可观察到纯正的蜂蜜光亮透明，而掺假蜂蜜混浊不清。真蜂蜜透光性强，颜色均匀一致；劣质蜂蜜混浊而有杂质。新蜂蜜以浅琥珀色而透明为正品。蜜加开水略搅拌即溶化而无沉淀者为好蜜。

禁忌人群

湿热痰滞、大便稀薄或腹泻者需慎用。

经典方剂

❋ 白芷川芎丸

组成 白芷80克，川芎220克，蜂蜜1200克，黄酒160克

做法及用法 先把白芷用黄酒浸蒸后晒干，再与川芎共研成粉末炼成蜜丸，每丸约10克，每天早晚各服1丸，温开水送服。

功效 本方可祛风止痛、活血行气。

主治 适用于外感风寒引起的恶寒发热、鼻塞、头疼、眩晕。

蜂蜜推荐药膳

❋ 蜂蜜牛奶

材料 蜂蜜、牛奶各50毫升，黑芝麻末25克。

调料 无。

做法 以上材料调匀，温服（可适量加温水），晨起空腹服用。

功效 补虚、通便、养颜。

应用 用于产后血虚、肠燥便秘、皮肤不润等。

苦杏仁

《本草纲目》说苦杏仁："既有发散风寒之能，复有下气除喘之力。"

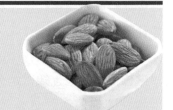

药材档案

【性】微温

【味】苦

【归经】肺、大肠经

【功效】止咳平喘、润肠通便

功效作用

◎ 用于多种类型的咳喘症。

◎ 用于肠胃燥热引起的便秘。

◎ 杏仁霜几乎没有通便作用，可用于大便稀薄而咳喘者；炒杏仁可用于体虚脾胃虚弱而咳喘者。

苦杏仁的传说

传说明代时，翰林学士辛士逊夜宿青城山道院，夜里梦见一位道姑传授秘方，让他每天早上吃7枚杏仁，便可延年益寿，耳聪目明。于是此后，这位翰林就坚持服食杏仁，果然至老一直肢体轻健，头脑敏捷。

这虽是神话，但杏仁的营养和药用价值由此可见一斑。

还有，相传在三国时代，东吴名医董奉简居庐山，为人治病，从不取金钱报酬。施恩者不图报，受惠者却不忘恩，患者病愈之后，就在他家的周围栽上杏树。小病愈者栽1棵，大病愈者栽5棵，几年之后，所栽的杏树竟蔚然成林。迄今"庐山杏林"仍为医界佳话，"杏林"也因此成为医药界的雅称。

如何鉴别

苦杏仁、甜杏仁、桃仁3种药材在外观性状上十分相似，容易混淆。

◎ 苦杏仁、甜杏仁均呈偏心脏形，顶端略尖，基部钝圆，表面红棕色，都有子叶两枚。苦杏仁左右不对称，有自茎部发出脉状条纹和细微纵皱，顶端有不明显珠孔，一侧有微突起的条状种脐，种皮薄，富油性，水研磨有苦杏仁特有的香气。而甜杏仁左右对称，中脊明显，种皮较苦杏仁厚，子叶接合处有空隙。

◎ 桃仁呈扁平长卵形，表面黄褐色或赤褐色，有自茎部发出的放射状维管束纹，尖端一侧有微突起的深色条状种脐，种皮薄，易剥去，内有富含油脂的子叶两片。

禁忌人群

◎ 婴儿、阴虚痨咳、大便稀薄者需谨慎服用。

◎ 苦杏仁有微毒，所含成分苦杏仁苷水解会生成氢氰酸，适量使用可治疗疾病，过量服用则会中毒。

经典方剂

定喘散

组成 莱菔子、葶苈子、党参、大黄各30克，桑白皮、郁金、黄芩、栀子各25克，苦杏仁（炒）、白术（炒）、紫苏子各20克。

做法及用法 以上11味，粉碎，过筛，混匀，即得。

性状 本品为黄褐色的粉末；气微香，味甘、苦。

功效 清肺，止咳，定喘。

主治 肺热咳嗽，气喘。

苦杏仁推荐药膳

萝卜杏仁煮牛肺

材料 萝卜500克，苦杏仁15克（去白尖），牛肺250克。

调料 姜汁、料酒适量。

做法 将萝卜切块，上述材料同煮。冬、春季每周2～3次。

功效 清肺，降气，除痰。

应用 适用于有肺虚咳喘、慢性支气管炎等症状的患者。

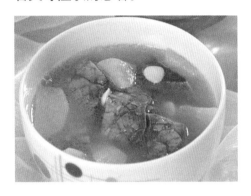

养生课堂

------ 苦杏仁小档案 ------

杏属蔷薇科植物，原产中国，遍植于中亚、东南亚及南欧和北非的部分地区。药用部位为山杏、西伯利亚杏以及东北杏的干燥成熟种子。一般在夏季采收果实，除去果肉及核壳，晒干，投入沸水中，翻动片刻，取出，再放入冷水中浸泡，除去种皮，晒干；或用小火炒至黄色，即为炒杏仁；或用吸油纸包裹，压榨出油脂，制成仁霜。苦杏仁呈扁心形，长1～1.9厘米，宽0.8～1.5厘米，厚0.5～0.8厘米。表面黄棕色至深棕色，一端尖，另端钝圆，肥厚，左右不对称。尖端一侧有短线形种脐，圆端合点处向上具多数深棕色的脉纹。种皮薄，子叶2，乳白色，富油性。无臭，味苦。

图书在版编目(CIP)数据

食补药补一本全/《生活彩书堂》编委会编著.——
北京：中国纺织出版社，2010.10（2024.4重印）
（生活彩书堂）
ISBN 978-7-5064-6844-2

Ⅰ.①食… Ⅱ.①生… Ⅲ.①食物疗法②中草药-养生
（中医） Ⅳ.①R247.1②R212③R243

中国版本图书馆CIP数据核字(2010)第179228号

责任编辑：舒文慧　　　责任印制：王艳丽

中国纺织出版社出版发行
地址：北京市朝阳区百子湾东里A407号楼　邮政编码：100124
邮购电话：010-67004461　传真：010-87155801
http://www.c-textilep.com
E-mail:faxing@c-textilep.com
唐山富达印务有限公司印刷　各地新华书店经销
2010年10月第1版 2024年4月第2次印刷
开本：787×1092　1/16　印张：14
字数：200千字　定价：39.80元